内科常见病诊疗精要

张阳阳　张树堂　著

汕头大学出版社

图书在版编目（CIP）数据

内科常见病诊疗精要 / 张阳阳，张树堂著 . -- 汕头：
汕头大学出版社，2023.1
ISBN 978-7-5658-4925-1

Ⅰ．①内… Ⅱ．①张… ②张… Ⅲ．①内科－常见病
－诊疗 Ⅳ．① R5

中国国家版本馆 CIP 数据核字（2023）第 023161 号

内科常见病诊疗精要
NEIKE CHANGJIANBING ZHENLIAO JINGYAO

作　　者：张阳阳　张树堂
责任编辑：陈　莹
责任技编：黄东生
封面设计：山东天枸
出版发行：汕头大学出版社
　　　　　广东省汕头市大学路 243 号汕头大学校园内　邮政编码：515063
电　　话：0754-82904613
印　　刷：廊坊市海涛印刷有限公司
开　　本：710mm×1000mm　1/16
印　　张：7.75
字　　数：130 千字
版　　次：2023 年 1 月第 1 版
印　　次：2023 年 3 月第 1 次印刷
定　　价：46.00 元
ISBN 978-7-5658-4925-1

前　言

内科学是利用现代医学的科学方法、研究疾病的病因和发病机制、临床表现、诊断和鉴别诊断、治疗、预防的一门学科。近年来，内科领域各专业不仅在理论上，而且在临床诊断各方面都得到了日新月异的发展，临床医生必须不断学习才能跟上发展的步伐。为了满足广大医务工作者和基层医务人员、各类医科在校生、实习生以及社会各界医学爱好者的需要，笔者结合多年丰富的临床经验，并参考国内有关书籍和论文文献，详细总结、深入思索并加以汇总、提炼编写了此书。本书涵盖了内科常见病的诊断与治疗，既体现了内科领域的先进性，又不乏内科学的基础理论和基础知识，对读者来说既掌握了内科发展的最前沿，又能温习内科学基础知识和基本理论，有助于临床医生特别是基层医生对疾病做出正确诊断和恰当的处理。

希望本书的出版会对广大同仁有所帮助，也欢迎各位读者在使用本书的过程中不断提出意见和建议，以供今后修订时参考。

目　录

第一章　冠心病 1

　　第一节　慢性稳定型心绞痛 1

　　第二节　不稳定型心绞痛 13

　　第三节　急性心肌梗死 26

　　第四节　缺血性心肌病 36

　　第五节　心脏性猝死 43

第二章　急性呼吸窘迫综合征 52

第三章　急性上呼吸道阻塞 62

　　第一节　小儿急性气道阻塞 62

　　第二节　喉气囊肿 72

第四章　内分泌科疾病 75

　　第一节　原发性醛固酮增多症 75

　　第二节　腺垂体功能减退症 81

　　第三节　糖尿病 88

　　第四节　糖尿病酮症酸中毒 99

第五章　胃病急症 106

　　第一节　上消化道出血 106

　　第二节　急性胃炎 113

参考文献 116

第一章　冠心病

第一节　慢性稳定型心绞痛

一、概述

慢性稳定型心绞痛是指心绞痛反复发作的临床表现持续 2 个月以上，且心绞痛发作性质（如诱因、持续时间、缓解方式等）基本稳定，系因某种因素引起冠状动脉供血不足，发生急剧的暂时的心肌缺血、缺氧，引起阵发性、持续时间短暂、休息或应用硝酸酯制剂后可缓解的以心前区疼痛为主要临床表现的综合征。本病多见于 40 岁以上的男性，劳累、情绪因素、高血压、吸烟、寒冷、饱餐等为常见诱因。

二、诊断要点

（一）冠心病危险因素

年龄因素（男性＞45 岁、女性＞55 岁），高血压、血脂异常、糖尿病、吸烟、冠心病家族史，其他如超重、活动减少、心理社会因素等。

（二）典型的心绞痛症状

劳累后胸骨后压榨样闷痛，休息或舌下含服硝酸甘油可以缓解。患者多有典型的胸痛病史，该病根据典型的病史即可做出明确诊断。因此，认真采集病史对诊断和处理心绞痛是必须的。

1. 诱因

劳力性心绞痛发作常由体力活动引起，寒冷、精神紧张、饱餐等也可诱发。

2. 部位

大多数心绞痛位于胸骨后中、上 1/3 段，可波及心前区，向左肩、左上肢尺侧、下颌放射，也可向上腹部放射。少数患者以放射部位为主要不适部位。

3. 性质

心绞痛是一种钝痛，有压迫、憋闷、堵塞、紧缩等不适感，重者可伴有出汗、濒死感。

4. 持续时间

持续时间较短暂，一般 3～5min，不超过 15min。可在数天或数星期内发作 1 次，也可 1 天内多次发作。

5. 缓解方式

体力活动时发生的心绞痛通过停止活动，休息数分钟即可缓解。舌下含服硝酸甘油后 1～3min 也可使心绞痛缓解。含服硝酸甘油 5～10min 后症状不缓解，提示可能为非心绞痛或有严重心肌缺血。

（三）常规检查提示心肌缺血

1. 静息心电图

对于慢性稳定型心绞痛患者必须进行静息心电图检查。尽管心电图对缺血性心脏病诊断的敏感性低，50%以上的慢性稳定型心绞痛患者心电图结果正常，但心电图仍可以提供有价值的诊断性信息。如可见 ST-T 改变、病理 Q 波、传导阻滞及各种心律失常，特别是心绞痛发作时的 ST-T 动态改变：心绞痛时 ST 段表现为水平形或下斜形压低，部分心绞痛发作时仅表现为 T 波倒置，而发作结束后 ST-T 改变明显减轻或恢复，即可做出明确诊断。值得注意的是，部分患者原有 T 波倒置，心绞痛发作时 T 波可变为直立（为正常化）。

2. 运动心电图

单用运动试验诊断冠心病准确率较低（约 75%）。在缺血性心脏病的患者中，假阳性发生率很高，大多是无症状患者。在年轻患者和女性患者中假阳性的发生率更高。运动试验有 2 个主要用途：①缺血性心脏病的诊断和预后。如果使用得当，运动试验是可靠且操作方便的危险分层方法；②对鉴别高危患者和即将进行介入手术的患者特别有用。但在临床上应注意其适应证，以免出现危险。

3. 负荷心肌灌注显像

负荷心肌灌注显像是较运动试验更准确地诊断缺血性心脏病的方法，可显示缺血心肌的范围和部位，其敏感性和特异性较运动试验高。但对运动试验诊断明确的高危患者，负荷心肌灌注显像并不能提供更多的信息。对疑似运动试验假阳性或假阴性而静息心电图异常的患者有诊断价值。对考虑进行冠状动脉介入治疗的多支血管病变患者，负荷心肌灌注显像有助于确定哪支血管为罪犯血管。对左心室功能障碍的患者，负荷心肌灌注显像可鉴别冬眠心肌，从而进行冠状动脉介入治疗。负荷心肌灌注显像的缺血范围与预后成正比。

4. 静息和负荷超声心动图

静息和运动时的左心室功能障碍预示患者预后不良。与负荷心肌灌注显像一样，负荷超声心动图是诊断缺血性心脏病的特异性和敏感性较高的方法。负荷超声心动图有助于判断冬眠心肌所致的心功能障碍，而冬眠心肌导致的心功能障碍可通过冠状动脉介入术得到改善。

（四）多层螺旋 CT

近年来，应用多层螺旋 CT 增强扫描显示冠状动脉解剖的技术已逐渐成熟（后简称冠脉 CT），目前常用的 64～256 层螺旋 CT 对冠心病的诊断价值已得到国内外医学界的普遍认可。虽然冠状动脉导管造影（后简称冠脉造影）目前仍是诊断冠心病的"金标准"，但在下列方面有其明显不足。

（1）因临床症状和心电图改变而造成的冠脉造影阳性率不足 50%（冠状动脉无明显狭窄或闭塞），有些医院甚至不足 20%。

（2）不少患者心存畏惧，不愿住院接受有创且费用较高的造影。虽然部分患者能够一次完成诊断和治疗的过程，但也有患者落得个"院白住，罪白受，钱白花"的结果。

（3）冠脉造影不能显示危险的类脂斑块，不能提出预警。这种斑块容易破裂，造成猝死（发病后 1h 内甚至几分钟内死亡），无抢救机会。患者生前无相关症状，出现的第 1 个"症状"就是猝死。

冠脉 CT 目前虽不能完全代替冠脉造影，但冠脉 CT 能可靠地显示冠状动脉壁上的类脂斑块，及时应用调脂药可有效地将其消除，从而大大减少或防止心脏性猝死的发生。冠脉 CT 还能无创地对冠状动脉支架或搭桥手术后的患者进行复查，准确地了解有无再狭窄或闭塞。

冠状动脉重度钙化时难以判断狭窄程度、对于心律失常患者难以获得好的图像以及辐射剂量较大是目前冠脉 CT 的最大不足。有资料显示，120 例患者的统计中，冠状动脉正常或仅有 1～2 处病变的 70 例患者的冠脉 CT 对狭窄位置和程度诊断符合率可达 99.2%，仅 0.8%的患者的狭窄程度诊断不够准确。但对多发病变（冠状动脉明显狭窄达 5 处以上），诊断的准确率仅 88.4%，11.6%的患者狭窄程度诊断不够准确或冠脉严重钙化导致难以诊断。此类患者多有重度的冠脉钙化，临床上也有典型的症状或心肌梗死的病史。

冠脉 CT 的技术还在迅速发展，机型年年出新。最新机型使检查过程简化，适应证增宽（无须控制心率），屏气扫描时间缩短至 1～4s，射线剂量和对比剂用量均远低于冠脉造影，在不断提高图像质量。

（五）冠状动脉造影术

冠状动脉造影是目前诊断冠心病的最可靠方法。适应证为：①临床及无创性检查不能明确诊断者；②临床及无创性检查提示有严重冠心病，进行冠状动脉造影，以选择做血运重建术，改善预后；③心绞痛内科治疗无效者；④需考虑做介入性手术者。尤其近年来多数患者采用经桡动脉途径，避免了患者术后必须卧床的需要，大大减轻了患者的痛苦。

（六）鉴别诊断

慢性稳定型心绞痛需要与以下疾病相鉴别。①急性冠脉综合征；②其他疾病引起的心绞痛，如严重的主动脉瓣狭窄或关闭不全、风湿性冠状动脉炎、梅毒性主动脉炎、肥厚型心肌病、心肌桥病变等均可引起心绞痛；③肋间神经痛和肋软骨炎；④心脏神经症；⑤不典型疼痛还需与反流性食管炎等食管疾病、膈疝、消化性溃疡、肠道疾病、颈椎病等相鉴别。

三、治疗

（一）治疗目标与措施

稳定型心绞痛治疗主要有 2 个目标，一是预防心肌梗死的发生和延长寿命；二是缓解心绞痛症状及减少发作频率以提高生活质量。第一个目标是最终目标。如果有数种策略可供选择，且都能够达到缓解心绞痛的效果，那么能否有效预防死亡将是其选择的主要依据。对慢性稳定型心绞痛的治疗措施选择包括改变导致心血管病的生活方式、药物治疗以及血运重建 3 个方面。临床医生应根据患者个体情况的差异和伴随疾病的不同，而选择不同的治疗方案。

（二）改变生活方式

生活方式的改变是慢性稳定型心绞痛治疗的重要手段，因为它可以改善症状和预后，并且对经济条件要求较低，应该鼓励每个患者持之以恒。

1. 戒烟

吸烟是导致冠心病的主要危险因素。有研究表明，戒烟可使冠心病病死率下降 36%，其作用甚至超过单独应用他汀类药物、阿司匹林的作用。因此，应积极劝导吸烟患者进行戒烟治疗。

2. 饮食干预

以蔬菜、水果、鱼和家禽作为主食。饮食干预是调脂治疗的有效补充手段，单独低脂饮食就可使血清中的胆固醇成分平均降低 5%。改变饮食习惯（如采用地中海饮食）或摄入鱼油中的 ω-3 不饱和脂肪酸能起到预防心绞痛的作用。

3. 控制体重

肥胖与心血管疾病密切相关。目前还没有干预试验显示体重减轻可以减轻心绞痛的程度，但体重的减轻可以减少心绞痛发作频率，且可能改善预后。

随着肥胖程度的增加（尤其是腹型肥胖），可出现以肥胖、胰岛素抵抗、脂质紊乱、高血压为特征的代谢综合征，后者可导致心血管疾病的增加。目前有新的治疗方法可减少肥胖和代谢综合征，如大麻素 1 型受体拮抗药联合低热量饮食，可显著减轻体重和减少心血管疾病的危险因素，但对冠心病肥胖患者的作用尚待明确。

4. 糖尿病

对所有糖尿病患者必须严格控制血糖，从而减少长期并发症（包括冠心病）。一级预防试验及心肌梗死后的二级预防试验表明，强化降糖治疗可减少致残率和病死率，且心肌梗死时的血糖控制不佳提示预后不佳。

5. 适度运动

鼓励患者进行可控范围内的体力活动，因为运动可以增加运动耐量，减少症状的发生，运动还可以减轻体重，提高高密度脂蛋白浓度，降低血压、血脂，还有助于促进冠状动脉侧支循环的形成，可以改善冠心病患者的预后。值得注意的是，每个患者应该根据自身的具体病情制订符合自身的运动方式和运动量，最好咨询心血管科医生。

（三）药物治疗

以下将根据作用机制不同分述稳定型心绞痛内科治疗的药物。

1. 抗血小板治疗

（1）阿司匹林：阿司匹林（aspirin）可以抑制血小板在动脉粥样硬化斑块上的聚集，防止血栓形成，同时通过抑制血栓素 A_2（TXA_2）的形成，减轻 TXA_2 所致的血管痉挛。因此，阿司匹林虽不能直接改善心肌氧供与氧需关系，但能预防冠状动脉内微血栓或血栓形成，有助于预防心脏疾病的发生。稳定型心绞痛患者可采用小剂量 75～150mg/d。不良反应主要有胃肠道反应，颅内出血少见，在上述剂量情况下发生率小于 0.1%。在长期应用阿司匹林过程中，应该选择最小有效剂量，达到治疗目的和胃肠道不良反应方面的平衡。

（2）ADP 受体拮抗药：噻氯匹定（ticlopidine）每次 250mg，1～2 次/天，或氯吡格雷（clopidogrel）首次剂量 300mg，然后 75mg/d，通过 ADP 受体抑制血小板内钙离子活性，并抑制血小板之间纤维蛋白原的形成。本类药物与阿司匹林作用机制不同，合用时可明显增强疗效，但合用不作为常规治疗，而趋向于短期使用，如预防支架后急性血栓形成或亚急性血栓形成，或用于有高凝倾向，近期有频繁休息时心绞痛或反复出现心内膜下梗死患者。氯吡格雷是一种可供选择的对胃黏膜没有直接作用的抗血小板药物，可用于阿司匹林不耐受或对阿司匹林过敏的患者。

（3）肝素或低分子量肝素：抗凝治疗主要为抗凝血酶治疗，肝素为最有效的药物之一。近年来，大规模的临床试验表明，低分子量肝素对降低心绞痛尤其是不稳定型心绞痛患者的急性心肌梗死发生率方面优于静脉普通肝素，故已作为不稳定型心绞痛的常规用药，而不推荐作为抗血小板药物用于稳定型心绞痛患者。

2. 抗心绞痛药物

（1）β受体阻滞药：β受体阻滞药通过阻断拟交感胺类的作用，一方面减弱心肌收缩力和降低血压而起到明显降低心肌耗氧量的作用；另一方面减慢心率，延长心脏舒张期，增加心肌供血时间，并且能防止心脏性猝死。既能缓解症状又能改善预后。因此，β受体阻滞药是稳定型心绞痛的首选药物。β受体阻滞药应该从小剂量开始应用，逐渐增加剂量，使安静时心率维持在55～60次/分，严重心绞痛患者可降至50次/分。

普萘洛尔（propranolol）是最早用于临床的β受体阻滞药，每天3～4次，每次10mg，对高血压、心绞痛、急性心肌梗死的治疗已有30多年的历史，疗效较好。但由于普萘洛尔是非选择性β受体阻滞药，在治疗心绞痛等方面现已逐步被β受体选择性阻滞药所取代。目前临床上的常用的制剂有美托洛尔（metoprolol，倍他乐克）12.5～50mg，2次/天；阿替洛尔（atenolol）12.5～25mg，2次/天；醋丁洛尔（acebutolol，醋丁酰心胺）200～400mg/d，2～3次/天；比索洛尔（bisoprolol，康可）2.5～10mg，1次/天；噻利洛尔（celiprolol，噻利心安）200～400mg，1次/天。

β受体阻滞药的禁忌证：心率<50次/分、动脉收缩压<90mmHg、中重度心力衰竭、二度至三度房室传导阻滞、严重慢性阻塞性肺部疾病或哮喘、末梢循环灌注不良、严重抑郁患者等。

本药可与硝酸酯类药物合用，但需注意以下问题。一是本药与硝酸酯类制剂有协同作用，因而起始剂量要偏小，以免引起直立性低血压等不良反应；二是停用本药时应逐渐减量，如突然停药有诱发心肌梗死的危险；三是剂量应逐渐增加到发挥最大疗效，但应注意个体差异。

我国《慢性稳定型心绞痛诊断治疗与指南》指出，β受体阻滞药是慢性稳定型心绞痛患者改善心肌缺血的最主要药物，应逐步增加到最大耐受剂量。当不能耐受β受体阻滞药或疗效不满意时可换用钙拮抗药、长效硝酸酯类或尼可地尔。当单用β受体阻滞药疗效不满意时，也可加用长效二氢吡啶类钙拮抗药或长效硝酸酯类，对于严重心绞痛患者必要时可考虑β受体阻滞药、长效二氢吡啶类钙拮抗药及长效硝酸酯类三药合用（需严密观察血压）。

（2）硝酸酯类制剂：硝酸酯类（nitrates）药物能扩张冠状动脉，增加冠状循环的血流量，还通过对周围血管的扩张作用，减轻心脏前后负荷和心肌的需氧，从而缓解心绞痛。硝酸酯类常见的不良反应是头晕、头痛、面部潮红、心率加快、血压下降，患者一般可以耐受。第一次用药时，患者宜平卧片刻，必要时吸氧。轻度的反应可作为药物起效的指标，不影响继续用药。若出现心动过速或血压降低过多，则不利于心肌灌注，甚至使病情恶化，应减量或停药。

静脉滴注长时间用药可能产生耐受性，需增加剂量，或间隔使用，一般在停用 10h 以上即可复效。其他途径给药如含服等则不会产生耐受性。

临床上常用的硝酸酯类制剂包括硝酸甘油、硝酸异山梨酯、长效硝酸甘油制剂。

①硝酸甘油（nitroglycerin，NTG）：硝酸甘油是最常用的药物，一般以舌下含服给药。心绞痛发作时，立即舌下含化 0.3～0.6mg，1～2min 见效，持续 15～30min。对约 92% 的患者有效，其中 76% 的患者在 3min 内见效。需要注意的是，诊断为稳定型心绞痛者，如果使用硝酸甘油在 10min 以上才起作用，这种心绞痛的缓解可能不是硝酸甘油的作用，或者是硝酸甘油失效。

②硝酸异山梨酯（isosorbide dinitrate）：硝酸异山梨酯为长效制剂，3 次/天，每次 5～10mg，服药后 30min 起作用，持续 3～5h；缓释制剂药效可维持 12h，每次 20mg，2 次/天。单硝酸异山梨酯（isosorbide 5-mononitrate），多为长效制剂，20～50mg，每天 1～2 次。患青光眼、颅内压增高、低血压

者不宜使用本类药物。

③长效硝酸甘油制剂：患者服用长效片剂，硝酸甘油持续而缓慢释放，口服 30min 后起作用，持续 8～12h，可每 8h 服 1 次，每次 2.5mg。用 2%硝酸甘油油膏或皮肤贴片（含 5～10mg 硝酸甘油）涂或贴在胸前或上臂皮肤而缓慢吸收，适用于预防夜间心绞痛发作。近年来还有置于上唇内侧与牙龈之间的缓释制剂使用。

（3）钙离子拮抗药：钙离子拮抗药（calcium channel blockers，CCB 或称钙拮抗药 calcium antagonists）通过抑制钙离子进入细胞内和抑制心肌细胞兴奋-收缩耦联中钙离子的作用，抑制心肌收缩，减少心肌氧耗；扩张冠状动脉，解除冠状动脉痉挛，改善心肌供血；扩张周围血管，降低动脉压，减轻心脏负荷；还降低血液黏滞度，抗血小板聚集，改善心肌微循环。又因其阻滞钙离子的内流而有效防治心肌缺血再灌注损伤，保护心肌。钙离子拮抗药对冠状动脉痉挛引起的变异型心绞痛有很好的疗效，因为它直接抑制冠状动脉平滑肌收缩并使其扩张。

钙离子拮抗药与其他扩血管药物相似，有服药后颜面潮红、头痛、头胀等不良反应。一般 1 周左右即可适应，不影响治疗。少数患者发生轻度踝关节水肿或皮疹。部分病例可加重心力衰竭或引起传导阻滞，临床上应予以注意。维拉帕米和地尔硫䓬与 β 受体阻滞药合用时有过度抑制心脏的危险。因此，临床上不主张非二氢吡啶类钙拮抗药与 β 受体阻滞药联用。停用本类药物时也应逐渐减量停服，以免发生冠状动脉痉挛。

钙离子拮抗药主要分为二氢吡啶类与非二氢吡啶类。非二氢吡啶类包括地尔硫䓬与维拉帕米，它们在化学结构上并无相同之处。

①二氢吡啶类包括硝苯地平、尼群地平、尼卡地平等。硝苯地平（nifedipine，心痛定）：硝苯地平有较强的扩血管作用，使外周阻力下降，心排血量增加，反射性引起交感神经兴奋，心率加快，而对心脏传导系统无明显影响，故也无抗心律失常作用。硝苯地平一般用法：10～20mg/次，3 次/天。舌下含服 3～5min 后发挥作用，每次持续 4～8h，故为短效制剂。循证医学的证据表明，短效二氢吡啶类钙拮抗药对冠心病的远期预后有不利的影响，故在防治心绞痛的药物治疗中需避免应用。现有缓释制剂 20～40mg，1～2 次

/天，能平稳维持血药浓度。其他常用于治疗心绞痛的二氢吡啶类钙拮抗药有尼群地平（nitrendipine）口服，每次10mg，1～3次/天；尼卡地平（nicardipine）口服，每次10～30mg，3～4次/天，属短效制剂，现有缓释片口服，每次30mg，2次/天；氨氯地平（amlodipine）口服，每次5mg，每日1次，治疗2周疗效不理想可增至每日10mg。需要长期用药的患者，推荐使用控释、缓释或长效制剂。

②非二氢吡啶类包括地尔硫䓬、维拉帕米。地尔硫䓬（diltiazem，硫氮䓬酮，合心爽）对冠状动脉和周围血管有扩张作用，抑制冠状动脉痉挛，增加缺血心肌的血流量，有改善心肌缺血和降低血压的作用。用法为口服，每次30～60mg，3次/天。现有缓释胶囊，每粒90mg。尤其适用于变异型心绞痛。维拉帕米（verapamil）有扩张外周血管和冠状动脉的作用，此外还有抑制窦房结和房室结兴奋性及传导功能，减慢心率，降低血压，从而降低心肌耗氧。口服，每次40mg，3次/天。现有缓释片，每次240mg，每日1次。

（4）钾通道激活药：钾通道激活药主要通过作用于血管平滑肌细胞和心肌细胞的钾通道，发挥血管扩张、改善心肌供血和增强缺血预适应、保护心肌的作用。尼可地尔是目前临床上唯一使用的此类药物，具有硝酸酯类和钾通道开放的双重作用。但目前尚无证据表明钾通道激活剂优于其他抗心绞痛药物，能明显改善冠心病预后。目前主要用于顽固性心绞痛的综合治疗。尼可地尔用法：口服，每次5～10mg，3次/天。

（5）改善心肌能量代谢：在心肌缺血缺氧状态下，应用曲美他嗪（万爽力）抑制心肌内脂肪酸氧化途径，促使有限的氧供更多地通过葡萄糖氧化产生更多的能量，更早地阻止或减少缺血缺氧的病理生理改变，从而缓解临床症状，改善预后。

3.他汀类药物

近代药物治疗稳定型心绞痛的最大进展之一是他汀类药物的开发和应用。该类药物抑制胆固醇合成，增加低密度脂蛋白胆固醇（LDL-C）受体的肝脏表达，导致循环LDL-C清除增加。研究表明，他汀类药物可降低LDL-C水平的20%～60%。应用他汀类药物后，冠状动脉造影变化所显示的管腔狭窄程度的改善和动脉粥样硬化斑块消退程度相对较少，而患者的临床冠心病发生概率的降低却十分显著。对此进一步的解释是他汀类药物除了降低 LDL-C、胆固醇、三酰甘油水平和提高高密度脂蛋白胆固醇（HDL-C）水平外，还可能有其他的有益作用，包括稳定甚至缩小粥样斑块、抗血小板、调整内皮功能、改善冠状动脉内膜反应、抑制粥样硬化处炎症、抗血栓和降低血黏稠度等非调脂效应。

他汀类药物的治疗结果说明，对已确诊为冠心病的患者，经积极调脂后，明显减慢疾病进展并减少以后心血管疾病的发生。慢性冠心病患者中许多也患有稳定型心绞痛，他汀类药物对减少心血管疾病的发生超过对冠状动脉造影显示的冠状动脉病变的改善。慢性稳定型心绞痛患者 LDL-C 水平应控制在 2.6mmol/L 以下。

4.血管紧张素转化酶抑制药（ACEI）

2007 年中国《慢性稳定型心绞痛诊断与治疗指南》明确了 ACEI 在稳定型心绞痛患者中的治疗地位，将并发糖尿病、心力衰竭、左心室收缩功能不全或高血压的稳定型心绞痛患者应用 ACEI 作为 I 类推荐（证据水平 A），将有明确冠状动脉疾病的患者使用 ACEI 作为 IIa 类推荐（证据水平 B），并指出："所有冠心病患者均能从 ACEI 治疗中获益。"

（四）血运重建术

目前的两种疗效肯定的血运重建术用于治疗由冠状动脉粥样硬化所致的慢性稳定型心绞痛：经皮冠脉介入治疗（percutaneous coronary intervention，PCI）和外科冠状动脉搭桥术（coronary artery bypass graft，CABG）。对于稳定型心绞痛患者，冠状动脉病变越重，越宜尽早进行介入治疗或外科治疗，能最大程度恢复改善心肌血供和改善预后，优于药物治疗。根据现有循证医学证据，中国《慢性稳定型心绞痛诊断与治疗指南》指出，严重左主干或等同病变、3 支主要血管近端严重狭窄、包括冠状动脉左前降支（LAD）近端高度狭窄的 1～2 支血管病变，因有可逆性心肌缺血及左心室功能受损而伴有存活心肌的严重冠心病患者，进行血运重建可改善预后（减少死亡及 MI）。糖尿病并发 3 支血管严重狭窄，无 LAD 近端严重狭窄的单、双支病变心性猝死或持续性室性心动过速复苏存活者，日常活动中频繁发作缺血症状者，血运重建有可能改善预后。对其他类型的病变只是为减轻症状或心肌缺血。因此，对这些患者血运重建应该用于药物治疗不能控制症状者，若其潜在获益大于手术风险，可根据病变特点选择 CABG 或经皮冠状动脉介入治疗（PCI）。

（五）慢性难治性心绞痛

药物和血运重建治疗能有效改善大部分患者缺血性心脏病的病情。然而，仍有一部分患者尽管尝试了不同的治疗方法，仍遭受心绞痛的严重困扰。慢性难治性心绞痛患者被认为是严重的冠心病引起的心肌缺血所致，在排除引发胸痛的非心脏性因素后，可以考虑其他治疗。慢性难治性心绞痛需要一种有效的最佳治疗方案，前提是各种药物都使用到个体所能耐受的最大剂量。其他可予考虑的治疗方法包括：①增强型体外反搏（EECP）；②神经调节技术（经皮电神经刺激和脊髓刺激）；③胸部硬脊膜外麻醉；④经内镜胸部交感神经阻断术；⑤星形神经节阻断术；⑥心肌激光打孔术；⑦基因治疗；⑧心脏移植；⑨调节新陈代谢的药物。

四、预防

对慢性稳定型心绞痛一方面要应用药物防止心绞痛再次发作，另一方面还应从阻止或逆转动脉粥样硬化病情进展、预防心肌梗死等方面综合考虑以改善预后。

第二节　不稳定型心绞痛

一、定义

临床上将原来的初发型心绞痛、恶化型心绞痛和各型自发性心绞痛广义地统称为不稳定型心绞痛（UAP）。其特点是疼痛发作频率增加、程度加重、持续时间延长、发作诱因改变，甚至休息时也出现持续时间较长的心绞痛。含化硝酸甘油效果差或无效。本型心绞痛介于稳定型心绞痛和急性心肌梗死，易发展为心肌梗死，但无心肌梗死的心电图和血清酶学改变。

不稳定型心绞痛是介于稳定型心绞痛和急性心肌梗死的一组临床心绞痛综合征。有学者认为除了稳定的劳力性心绞痛为稳定型心绞痛外，其他所有的心绞痛均属于不稳定型心绞痛，包括初发劳力型心绞痛、恶化劳力型心绞痛、卧位型心绞痛、夜间发作的心绞痛、变异型心绞痛、梗死前心绞痛、梗死后心绞痛和混合型心绞痛。如果劳力性和自发性心绞痛同时发生在一个患者身上，则称为混合型心绞痛。

不稳定型心绞痛具有独特的病理生理机制和临床预后，如果得不到恰当及时的治疗，可能发展为急性心肌梗死。

二、病因与发病机制

目前认为有五种因素与产生不稳定型心绞痛有关，它们相互关联。

（一）冠脉粥样硬化斑块上有非阻塞性血栓

冠脉粥样硬化斑块上有非阻塞性血栓是最常见的发病原因，冠脉内粥样硬化斑块破裂诱发血小板聚集和血栓形成，血栓形成和自溶的动态不平衡过程，导致冠脉发生不稳定的不完全性阻塞。

（二）动力性冠脉阻塞

在冠脉器质性狭窄基础上，病变局部的冠脉发生异常收缩、痉挛导致冠脉功能性狭窄，进一步加重心肌缺血，产生不稳定型心绞痛。这种局限性痉挛与内皮细胞功能紊乱、血管收缩反应过度有关，常发生在冠脉粥样硬化的斑块部位。

（三）冠状动脉严重狭窄

以斑块导致的冠脉固定性狭窄为主，不伴有痉挛或血栓形成，常见于某些冠脉斑块逐渐增大、管腔狭窄进行性加重的患者，或 PCI 术后再狭窄的患者。

（四）冠状动脉炎症

近年来的研究认为，斑块发生破裂与其局部的炎症反应有十分密切的关系。在炎症反应中的感染因素可能也起到一定作用，其感染物可能是巨细胞病毒和肺炎衣原体。这些患者炎症递质标志物水平检测常有明显增高。

（五）全身疾病加重的不稳定型心绞痛

在原有冠脉粥样硬化性狭窄基础上，由于外源性诱发因素影响冠脉血管导致心肌的氧供求失衡，心绞痛恶化加重。常见原因有：①心肌需氧增加，如发热、心动过速、甲状腺功能亢进等；②冠脉血流减少，如低血压、休克；③心肌氧释放减少，如贫血、低氧血症。

三、临床表现

（一）症状

临床上不稳定型心绞痛可表现为新近发生（1 个月内）的劳力性心绞痛，或原有稳定型心绞痛的主要特征近期内发生了变化，如心前区疼痛发作更频繁、程度更严重、时间也延长，轻微活动甚至休息时也发作。少数不稳定型心绞痛患者可无胸部不适表现，仅表现为颌、耳、颈、臂或上胸部发作性疼痛不适，或表现为发作性呼吸困难，其他还可表现为发作性恶心、呕吐、出汗和不能解释的疲乏症状。

（二）体格检查

一般无特异性体征。心肌缺血发作时可发现反常的左室心尖冲动，听诊有心率增快和第一心音减弱，可闻及第三心音、第四心音或二尖瓣反流性杂音。当心绞痛发作时间较长，或心肌缺血较严重时，可发生左室功能不全的表现，如双肺底细小水泡音、急性肺水肿或伴低血压。也可发生各种心律失常。

体检的主要目的是努力寻找诱发不稳定型心绞痛的原因，如难以控制的高血压、低血压、心律失常、梗阻性肥厚型心肌病、贫血、发热、甲状腺功能亢进症、肺部疾病等，并确定心绞痛对患者血流动力学的影响，如对生命体征、心功能、乳头肌功能或二尖瓣功能等的影响，这些体征的存在高度提示预后不良。

体检对胸痛患者的鉴别诊断至关重要，有几种疾病状态如得不到及时准确诊断，就可能出现严重后果。如背痛、胸痛、脉搏不整，心脏听诊发现主动脉瓣关闭不全的杂音，提示主动脉夹层破裂，心包摩擦音提示急性心包炎，而奇脉提示心脏压塞，气胸表现为气管移位、急性呼吸困难、胸膜疼痛和呼吸音改变等。

（三）临床类型

1. 静息心绞痛

心绞痛发生在休息时，发作时间较长，含服硝酸甘油效果欠佳，病程 1 个月以内。

2. 初发劳力型心绞痛

新近发生的严重心绞痛（发病时间在 1 个月以内），CCS 分级Ⅲ级以上的心绞痛为初发性心绞痛，尤其注意近 48h 内有无静息心绞痛发作和发作频率变化。

3.恶化劳力型心绞痛

既往诊断的心绞痛，最近发作次数频繁、持续时间延长或痛阈降低（CCS分级增加Ⅰ级以上或CCS分级Ⅲ级以上）。

4.心肌梗死后心绞痛

急性心肌梗死后24h后至1个月内发生的心绞痛。

5.变异型心绞痛

休息或一般活动时发生的心绞痛，发作时ECG显示暂时性ST段抬高。

四、辅助检查

（一）心电图

不稳定型心绞痛患者中，常因伴随症状而出现短暂的ST段偏移，伴或不伴有T波倒置，但不是所有不稳定型心绞痛患者都发生这种ECG改变。ECG变化随着胸痛的缓解常完全恢复或部分恢复。症状缓解后，ST段抬高或降低，或T波倒置不能完全恢复，是预后不良的标志。伴随症状产生的ST段、T波改变持续超过12h者可能提示非ST段抬高心肌梗死。

此外，临床表现拟诊为不稳定型心绞痛的患者，胸导联T波呈明显对称性倒置（≥0.2mV），高度提示急性心肌缺血，可能系前降支严重狭窄所致。胸痛患者ECG正常也不能排除不稳定型心绞痛的可能。若发作时倒置的T波呈伪性改变（假正常化），发作后T波恢复原倒置状态，或以前心电图正常者近期内出现心前区多导联T波深倒置，在排除非Q波性心肌梗死后结合临床也应考虑不稳定型心绞痛的可能。

不稳定型心绞痛患者中有75%~88%的一过性ST段改变不伴有相关症状，为无痛性心肌缺血。动态心电图检查不仅有助于检出上述心肌缺血的动态变化，还用于不稳定型心绞痛患者常规抗心绞痛药物治疗的评估和作为是否需要进行冠状动脉造影和血管重建术的参考指标。

（二）心脏生化标志物——心脏肌钙蛋白

心脏肌钙蛋白复合物包括3个亚单位，即肌钙蛋白T（TnT）、肌钙蛋白

I（TnI）和肌钙蛋白 C（TnC），目前只有 TnT 和 TnI 应用于临床。约有 35%不稳定型心绞痛患者显示血清 TnT 水平增高，但其增高的幅度与持续的时间与 AMI 有差别。AMI 患者 TnT＞3.0ng/mL 者占 88%，非 Q 波心肌梗死中 TnT＞3.0ng/mL 者仅占 17%，不稳定型心绞痛中无 TnT＞3.0ng/mL 者。因此，TnT 升高的幅度和持续时间可作为不稳定型心绞痛与 AMI 鉴别诊断的参考。

不稳定型心绞痛患者 TnT 和 TnI 升高者较正常者预后差。临床怀疑不稳定型心绞痛者 TnT 定性试验为阳性结果者，表明其有心肌损伤（相当于 TnT＞0.05μg/L），但如为阴性结果，并不能排除不稳定型心绞痛的可能性。

（三）冠状动脉造影

冠状动脉造影目前仍是诊断冠心病的"金标准"。在长期稳定型心绞痛的基础上出现的不稳定型心绞痛常提示为多支冠脉病变，而新发的静息心绞痛可能为单支冠脉病变。冠脉造影结果正常提示可能是冠脉痉挛、冠脉内血栓自发性溶解、微循环系统异常等原因引起，或冠脉造影病变漏诊。

不稳定型心绞痛有以下情况时应视为冠脉造影强适应证。

（1）近期内心绞痛反复发作，胸痛持续时间较长，药物治疗效果不满意者可考虑及时进行冠状动脉造影以决定是否进行急诊介入性治疗或急诊冠状动脉旁路移植术（CABG）。

（2）原有劳力性心绞痛，近期内突然出现休息时频繁发作者。

（3）近期活动耐量明显，特别是低于 Bruce Ⅱ级或 4METs 者。

（4）梗死后心绞痛。

（5）原有陈旧性心肌梗死，近期出现由非梗死区缺血所致的劳力性心绞痛。

（6）严重心律失常、LVEF＜40%或充血性心力衰竭。

（四）螺旋 CT 血管造影（CTA）

近年来，多层螺旋 CT 尤其是 64 排螺旋 CT 冠状动脉成像（CTA）在冠心病诊断中正在推广应用。CTA 能够清晰显示冠脉主干及其分支狭窄、钙化、开口起源异常及桥血管病变。有资料显示，CTA 诊断冠状动脉病变的灵敏度为 96.33%、特异度为 98.16%，阳性预测值为 97.22%，阴性预测值为 97.56%。其中对左主干、左前降支病变及大于 75%的病变灵敏度最高，分别达到 100%和 94.4%。CTA 对冠状动脉狭窄病变、桥血管、开口畸形、支架管腔、斑块形态均显影良好，对钙化病变诊断率优于冠状动脉造影，阴性者不能排除冠心病，阳性者应进行冠状动脉造影检查。另外，CTA 也可以作为冠心病高危人群无创性筛选检查和冠脉支架术后随访观察手段。

（五）其他

其他非创伤性检查包括运动平板试验、放射性核素心肌灌注扫描、药物负荷试验、超声心动图等也有助于诊断。通过非创伤性检查可以帮助决定冠状动脉造影单支临界性病变是否需要做介入性治疗，明确缺血相关血管，为血运重建治疗提供依据。同时可以提供有无存活心肌的证据，也可作为经皮腔内冠状动脉成形术（PTCA）后判断有无再狭窄的重要对比资料。但不稳定型心绞痛急性期应避免做任何形式的负荷试验，这些检查宜放在病情稳定后进行。

五、诊断

对同时具备下述情形者，应诊断为不稳定型心绞痛。

（1）临床新出现或恶化的心肌缺血症状表现（心绞痛、急性左心衰竭）或心电图心肌缺血图形。

（2）无或仅有轻度的心肌酶（肌酸激酶同工酶）或 TnT、TnI 增高（未超过 2 倍正常值），且心电图无 ST 段持续抬高。应根据心绞痛发作的性质、特点、发作时体征和发作时心电图改变以及冠心病危险因素等，结合临床综合判断，以提高诊断的准确性。心绞痛发作时心电图 ST 段抬高或压低的动态变化或左束支阻滞等具有诊断价值。

六、鉴别诊断

在确定患者为心绞痛发作后，还应对其是否稳定做出判断。

与稳定型心绞痛相比，不稳定型心绞痛症状特点是短期内疼痛发作频率增加、无规律，程度加重、持续时间延长、发作诱因改变或不明显，甚至休息时也出现持续时间较长的心绞痛，含化硝酸甘油效果差或无效，或出现了新的症状，如呼吸困难、头晕甚至昏厥等。

不稳定型心绞痛和非 ST 段抬高心肌梗死（NSTEMI）是在病因和临床表现上相似、但严重程度不同而又密切相关的两种临床综合征，其主要区别在于缺血是否严重到导致足够量的心肌损害，以至于能检测到心肌损害的标志物肌钙蛋白（TnI、TnT）或肌酸激酶同工酶（CK-MB）水平升高。如果反映心肌坏死的标志物在正常范围内或仅轻微增高（未超过 2 倍正常值），就诊断为不稳定型心绞痛，而当心肌坏死标志物超过正常值 2 倍时，则诊断为 NSTEMI。

不稳定型心绞痛和 ST 段抬高心肌梗死（STEMI）的区别在于后者在胸痛发作的同时出现典型的 ST 段抬高并具有相应的动态改变过程和心肌酶学改变。

七、治疗

不稳定型心绞痛的治疗目标是控制心肌缺血发作和预防急性心肌梗死。治疗措施包括内科药物治疗、冠状动脉介入治疗（PCI）和外科冠状动脉旁路移植手术（CABG）。

（一）一般治疗

对于符合不稳定型心绞痛诊断的患者应及时住院治疗（最好收入监护病房），急性期卧床休息 1～3d，吸氧，持续心电监测。对于低危险组患者，若留观期间未再发生心绞痛，心电图也无缺血改变，无左心衰竭的临床证据，留观 12～24h 期间未发现有 CK-MB 升高，TnT 或 TnI 正常者，可在留观 24～48h 后出院。对于中危或高危组的患者特别是 TnT 或 TnI 升高者，住院时间相对延长，内科治疗也应强化。

（二）药物治疗

1.控制心绞痛发作

（1）硝酸酯类：硝酸甘油主要通过扩张静脉，减轻心脏前负荷来缓解心绞痛发作。心绞痛发作时应舌下含化硝酸甘油，初次含服硝酸甘油的患者以先含 0.5mg 为宜。对于已有含服经验的患者，心绞痛发作时若含 0.5mg 无效，可在 3～5min 后追加 1 次，若连续含服硝酸甘油 1.5～2.0mg 仍不能控制疼痛症状，需应用强镇痛药以缓解疼痛，并随即采用硝酸甘油或硝酸异山梨酯静脉滴注，硝酸甘油的剂量以 5μg/min 开始，以后每 5～10min 增加 5μg/min，直至症状缓解或收缩压降低 10mmHg，最高剂量一般不超过 100μg/min，一旦患者出现头痛或血压降低（SBP＜90mmHg）应迅速减少静脉滴注的剂量。维持静脉滴注的剂量在 10～30μg/min 为宜。对于中危和高危险组的患者，硝酸甘油持续静脉滴注 24～48h 即可，以免产生耐药性而降低疗效。

心绞痛缓解后可改为服用硝酸酯类口服药物。常用药物有硝酸异山梨酯（消心痛）和 5-单硝酸异山梨酯。硝酸异山梨酯作用持续时间为 4～5h，每日口服 3～4 次，对劳力性心绞痛患者应集中在白天给药。若在白天和夜间均有心绞痛发作的患者，可每 6h 给药 1 次，但宜短期治疗以避免耐药性。5-单硝酸异山梨酯可采用每日 2 次给药。对于频繁发作的不稳定型心绞痛患者口服硝酸异山梨酯短效药物的疗效常优于服用 5-单硝酸异山梨酯类的长效药物。硝酸异山梨酯的使用剂量可以从 10mg/次开始，当症状控制不满意时可逐渐加大剂量，一般不超过每次 40mg。患者心绞痛发作时含服硝酸甘油有效，就是可增加硝酸异山梨酯剂量的指征，若患者反复含服硝酸甘油不能缓解症状，常提示患者有极为严重的冠状动脉阻塞病变，此时即使加大硝酸异山梨酯剂量也不一定能取得良好效果。

（2）β受体阻滞药：β受体阻滞药通过减慢心率、降低血压和抑制心肌收缩力而降低心肌耗氧量，从而缓解心绞痛症状，对改善近、远期预后有益。

对不稳定型心绞痛患者控制心绞痛症状以及改善其近期预后、远期预后均有好处，除有禁忌证外患者均主张常规服用。首选具有心脏选择性的药物，如阿替洛尔、美托洛尔和比索洛尔等。除少数症状严重者可采用静脉推注β

受体阻滞药外，一般主张直接口服给药。剂量应个体化，根据症状、心率及血压情况调整剂量。阿替洛尔常用剂量为 12.5～25mg，每日 2 次；美托洛尔常用剂量为 25～50mg，每日 2～3 次；比索洛尔常用剂量为 5～10mg，每日 1 次，不伴有劳力性心绞痛的变异型心绞痛不主张使用。

（3）钙拮抗药：钙拮抗药通过扩张外周血管和解除冠状动脉痉挛而缓解心绞痛，也能改善心室舒张功能和心室顺应性。非二氢吡啶类有减慢心率和减慢房室传导作用。常用药物有两类，一是二氢吡啶类钙拮抗药：硝苯地平对缓解冠状动脉痉挛有很好的效果，故为变异型心绞痛的首选用药，一般剂量为 10～20mg，每 6h 1 次，若仍不能有效控制变异型心绞痛的发作还可与地尔硫䓬合用，以产生更强的解除冠状动脉痉挛的作用，当病情稳定后可改为缓释和控释制剂。对并发高血压病者，应与 β 受体阻滞药合用；二是非二氢吡啶类钙拮抗药：地尔硫䓬有减慢心率、降低心肌收缩力的作用，故较硝苯地平更常用于控制心绞痛发作。一般使用剂量为 30～60mg，每日 3～4 次。该药可与硝酸酯类合用，也可与 β 受体阻滞药合用，但与后者合用时需密切注意心率和心功能变化。

当心绞痛反复发作，静脉滴注硝酸甘油不能控制时，可试用地尔硫䓬短期静脉滴注，使用方法为 5～15μg/（kg·min），可持续静脉滴注 24～48h，在静脉滴注过程中需密切观察心率、血压的变化，若静息心率低于 50 次/分，应减少剂量或停用。

钙通道阻滞药用于控制下列患者的进行性缺血或复发性缺血症状：①已经使用足量硝酸酯类和 β 受体阻滞药的患者；②不能耐受硝酸酯类和 β 受体阻滞药的患者；③变异型心绞痛患者。因此，对于严重不稳定型心绞痛患者常需联合应用硝酸酯类、β 受体阻滞药和钙拮抗药。

2.抗血小板治疗

阿司匹林为首选药物。急性期剂量应在 150～300mg/d，可达到快速抑制血小板聚集的作用，3d 后可改为小剂量，即 50～150mg/d 维持治疗，对于存在阿司匹林禁忌证的患者，可采用氯吡格雷替代治疗，使用时应注意经常检查血常规，一旦出现明显白细胞或血小板降低应立即停药。

（1）阿司匹林：阿司匹林对不稳定型心绞痛的治疗机制是通过抑制血小

板的环氧化酶快速阻断血小板中血栓素 A$_2$ 的形成。因小剂量阿司匹林（50～75mg）需数天才能发挥作用。故目前主张：①尽早使用，一般应在急诊室服用第一次；②为尽快达到治疗性血药浓度，第一次应采用咀嚼法，促进药物在口腔颊部黏膜吸收；③剂量 300mg，每日 1 次，5d 后改为 100mg，每日 1 次，很可能需终身服用。

（2）氯吡格雷：氯吡格雷为第二代抗血小板聚集的药物，通过选择性地与血小板表面腺苷酸环化酶增生的 ADP 受体结合而不可逆地抑制血小板的聚集，且不影响阿司匹林阻滞的环氧化酶通道，与阿司匹林合用可明显增加抗凝效果，对阿司匹林过敏者可单独使用。噻氯匹定的最严重不良反应是中性粒细胞减少，常见于连续治疗 2 周以上的患者，易出现血小板减少和出血时间延长，也可引起血栓性血小板减少性紫癜。而氯吡格雷不良反应不明显，目前在临床上已基本取代噻氯匹定。目前对于不稳定型心绞痛患者和接受介入治疗的患者多主张强化血小板治疗，即二联抗血小板治疗，在常规服用阿司匹林的基础上给予氯吡格雷治疗至少 1 个月，也可延长至 9 个月。

（3）血小板糖蛋白Ⅱb/Ⅲa 受体抑制药。血小板糖蛋白Ⅱb/Ⅲa 受体抑制药为第三代血小板抑制药，主要通过占据血小板表面的糖蛋白Ⅱb/Ⅲa 受体，抑制纤维蛋白原结合而防止血小板聚集。但其口服制剂疗效和安全性令人失望。静脉制剂主要有阿昔单抗和非抗体复合物替罗非班、拉米非班、珍米洛非班、依替巴肽、来达非班等，其在注射停止后数小时内作用消失。目前临床常用药物有盐酸替罗非班注射液，是一种非肽类的血小板糖蛋白Ⅱb/Ⅲa 受体可逆性拮抗药，能有效地阻止纤维蛋白原与血小板表面的糖蛋白Ⅱb/Ⅲa 受体结合，从而阻断血小板的交联和聚集。盐酸替罗非班对血小板功能的抑制时间与药物的血浆浓度相平行，停药后血小板功能迅速恢复到基线水平。给不稳定型心绞痛患者进行盐酸替罗非班静脉输注可分两步，在应用肝素和阿司匹林的条件下，可先给以负荷量 0.4 μg/（kg·min）静脉滴注 30min，而后以 0.1 μg/（kg·min）维持静脉滴注 48h。对于高度血栓倾向的冠脉血管成形术患者，盐酸替罗非班两步输注方案为负荷量 10 μg/kg 于 5min 内静脉推注，然后以 0.15 μg/（kg·min）静脉滴注维持 16～24h。

3.抗凝血酶治疗

目前临床使用的抗凝药物有普通肝素、低分子量肝素和水蛭素，其他人工合成的抗凝药正在研发或临床观察中。

（1）普通肝素：普通肝素是常用的抗凝药，通过激活抗凝血酶而发挥抗栓作用，静脉滴注肝素会迅速产生抗凝作用，但个体差异较大，故临床需测定活化部分凝血活酶时间（APTT）。一般把 APTT 在 60～90s 作为治疗窗。多数学者认为，ST 段不抬高的急性冠状动脉综合征的治疗时间为 3～5d，普通肝素具体用法为 75U/kg，静脉滴注，使 APTT 维持在正常的 1.5～2 倍。

（2）低分子量肝素：低分子量肝素是由普通肝素裂解制成的小分子复合物，分子量在 2500～7000，具有以下特点。①抗凝血酶作用弱于肝素，但保持了抗 Xa 因子的作用，因而抗 Xa 因子和凝血酶的作用更加均衡；②抗凝效果可以预测，不需要检测 APTT；③与血浆和组织蛋白的亲和力弱，生物利用度高；④皮下注射，给药方便；⑤促进更多的组织因子途径抑制物生成，更好地抑制因子Ⅶ和组织因子复合物，从而增加抗凝效果等。许多研究均表明，低分子量肝素在不稳定型心绞痛和非 ST 段抬高心肌梗死的治疗中所起作用至少等同或优于经静脉滴注普通肝素。低分子量肝素因生产厂家不同而规格各异，按不同厂家产品的一般推荐量以千克体重计算进行皮下注射，连用 1 周或更长。

（3）水蛭素：水蛭素是从药用水蛭唾液中分离出来的第一个直接抗凝血酶制药，通过重组技术合成的是重组水蛭素。重组水蛭素理论上的优点有：①无须通过 AT-Ⅲ激活凝血酶；②不被血浆蛋白中和；③水蛭素能抑制凝血块黏附的凝血酶；④一定剂量有相对稳定的 APTT，但主要经肾脏排泄，在肾功能不全者可导致不可控的药物蓄积。多数试验证实，水蛭素能有效降低死亡与非致死性心肌梗死的发生率，但出血危险有所增加。

（4）抗血栓治疗的联合应用。①阿司匹林加 ADP 受体拮抗药：阿司匹林与 ADP 受体拮抗药的抗血小板作用机制不同。一般认为，联合应用可以提高疗效。CURE 试验表明，与单用阿司匹林相比，氯吡格雷联合使用阿司匹林可使死亡和非致死性心肌梗死的概率降低 20%，减少冠状动脉重建负荷和心绞痛的复发；②阿司匹林加肝素：RISC 试验结果表明，男性非 ST 段抬高心肌梗死患者使用阿司匹林可明显降低死亡或心肌梗死的危险，单独使用肝素没有受益，阿司匹林加普通肝素联合治疗的 5D 指标最低。目前资料显示，普通肝素或低分子量肝素与阿司匹林联合使用疗效优于单用阿司匹林；阿司匹林加低分子量肝素等同于甚至可能优于阿司匹林加普通肝素；③肝素加血小板 GP Ⅱ b/Ⅱa 抑制药：跟随实验结果显示，与单独应用血小板 GP Ⅱ b/Ⅲa 抑制药相比，联合使用肝素的患者血栓发生率较低。目前多主张联合应用肝素与血小板 GP Ⅱ b/Ⅱa 抑制药。由于两者联用可延长 APTT，肝素剂量应小于推荐剂量；④阿司匹林加肝素加血小板 GP Ⅱ b/Ⅱa 抑制药：目前，对并发急性缺血的非 ST 段抬高心肌梗死的高危患者来说，三联抗血栓治疗是目前最有效的抗血栓治疗方案。持续性或伴有其他高危特征的胸痛患者和准备做早期介入治疗的患者，应给予该方案。

4. 调脂治疗

血脂增高的干预治疗除调整饮食、控制体重、体育锻炼、控制精神紧张、戒烟、控制糖尿病等非药物干预手段外，调脂药物治疗是最重要的环节。近年来，治疗急性冠脉综合征的最大进展之一就是 3-羟基-3 甲基戊二酰辅酶 A（HMG-CoA）还原酶抑制药（他汀类）的开发和应用，该类药物除降低总胆固醇（TC）、低密度脂蛋白胆固醇（LDL-C）、三酰甘油（TG）和升高高密度脂蛋白胆固醇（HDL-C）外，还有缩小斑块内脂质核、加固斑块纤维帽、改善内皮细胞功能、减少斑块炎性细胞数目、防止斑块破裂等作用，从而减少冠脉事件，另外还能通过改善内皮功能、减弱凝血倾向、防止血栓形成、防止脂蛋白氧化，起到了抗动脉粥样硬化和抗血栓作用。随着长期的大样本实验结果出现，已经显示他汀类强化降脂治疗和 PTCA 加常规治疗可同样安全有效地减少缺血事件。所有他汀类药物均有相同的不良反应，即胃肠道功能紊乱、肌痛及肝损害，儿童、孕妇及哺乳期妇女不宜应用。

5. 溶血栓治疗

国际多中心大样本的临床试验（TIMI ⅡIB）已证明采用 AMI 的溶栓方法治疗不稳定型心绞痛反而有增加 AMI 发生率的倾向，故已不主张采用。至于小剂量尿激酶与充分抗血小板和抗凝血酶治疗相结合是否对不稳定型心绞痛有益，仍有待临床进一步研究。

6. 不稳定型心绞痛出院后的治疗

不稳定心绞痛患者出院后仍需定期门诊随访。低危险组的患者 1～2 个月随访 1 次，中、高危险组的患者无论是否行介入性治疗都应 1 个月随访 1 次，如果病情无变化，随访半年一次即可。

不稳定心绞痛患者出院后仍需继续服用阿司匹林、β 受体阻滞药。阿司匹林宜采用小剂量，每日 50～150mg 即可，β 受体阻滞药宜逐渐增量至最大可耐受剂量。在冠心病的二级预防中阿司匹林和降胆固醇治疗是最重要的。降低胆固醇的治疗应参照国内降血脂治疗的建议，即血清胆固醇＞4.68mmo/L（180mg/dl）或低密度脂蛋白胆固醇＞2.60mmol/L（100mg/dl）者均应服用他汀类降胆固醇药物，并达到有效治疗的目标。血浆三酰甘油＞2.26mmol/L（200mg/dl）的冠心病患者一般也需要服用降低三酰甘油的药物。其他二级预防的措施包括向患者宣教戒烟、治疗高血压和糖尿病、控制危险因素、改变不良的生活方式、合理安排膳食、适度增加活动量、减少体重等。

八、影响不稳定型心绞痛预后的因素

（一）左心室功能

左心室功能为最强的独立危险因素，左心室功能越差，预后也越差，因为这些患者的心脏很难耐受进一步的缺血或梗死。

（二）冠状动脉病变的部位和范围

左主干病变和右冠开口病变最具危险性，三支冠脉病变的危险性大于双支或单支，前降支病变危险大于右冠或回旋支病变，近端病变危险性大于远端病变。

（三）年龄

年龄是一个独立的危险因素，主要与老年人的心脏储备功能下降和其他重要器官功能降低有关。

（四）并发其他器质性疾病或危险因素

不稳定型心绞痛患者如并发肾衰竭、慢性阻塞性肺疾病、糖尿病、高血压、高血脂、脑血管病以及恶性肿瘤等，均可影响不稳定型心绞痛患者的预后。其中肾状态还明显与 PCI 手术预后有关。

第三节　急性心肌梗死

心肌梗死指由于长时间缺血导致心肌细胞死亡，临床上多表现为剧烈而持久的胸骨后疼痛，伴有血清心肌损伤标志物增高和进行性心电图变化，属于急性冠状动脉综合征（acutecoronary syndrome，ACS）的严重类型。基本病因是冠状动脉粥样硬化及其血栓形成，造成一支或多支血管管腔狭窄、闭塞，急性缺血达 20～30min 以上即可发生心肌梗死。根据心电图 ST 段的改变，可分为 ST 段抬高型心肌梗死（STEMI）和非 ST 段抬高型心肌梗死（NSTEMI），本节主要讨论 STEMI。

一、临床表现

临床表现与梗死的范围、部位、侧支循环情况密切相关。

（一）症状

1.先兆

患者多无明确先兆，部分患者在发病前数日有乏力，胸部不适，活动时心悸、气急、烦躁、心绞痛等前驱症状，其中以新发生心绞痛（初发型心绞痛）或原有心绞痛加重（恶化型心绞痛）最为突出。

2.疼痛

（1）疼痛是最主要、最先出现的症状。多发生于清晨，疼痛部位和性质与心绞痛相同，但程度更重，持续时间较长，可达数小时或更长，休息和含用硝酸甘油多不能缓解。诱因多不明显，且常发生于安静时。

（2）部分患者疼痛位于上腹部，被误认为胃穿孔、急性胰腺炎等急腹症；部分患者疼痛放射至下颌、颈部、背部上方，常被误认为骨关节痛。

（3）少数患者无疼痛，一开始即表现为休克或急性心力衰竭。

3. 全身症状

除疼痛外，患者常出现烦躁不安、出汗、恐惧、胸闷或有濒死感。少部分患者在疼痛发生后24～48h出现高热、心动过速、白细胞增高和红细胞沉降增快等症状，体温一般≤38℃，持续约1周。

4. 胃肠道症状

疼痛剧烈时常伴有频繁的恶心、呕吐和上腹胀痛，下壁心肌梗死更为常见，这些症状与迷走神经受坏死心肌刺激和心排血量降低，组织灌注不足等有关。肠胀气也不少见，重症患者可发生呃逆。

5. 心律失常

心律失常见于75%～95%的患者，多发生在起病1～2天，以24h内最多见。可出现各种心律失常，如室性心律失常（期前收缩、室性心动过速、心室颤动）、传导阻滞（房室传导阻滞和束支传导阻滞）。

6. 低血压和休克

疼痛期常见血压下降，未必是休克。休克多在起病后数小时至数日内发生，见于约20%的患者，主要是心源性休克，表现为疼痛缓解而收缩压仍低于80mmHg，有烦躁不安、面色苍白、皮肤湿冷、脉细而快、大汗淋漓、尿量减少（<20mL/h）、反应迟钝甚至昏厥等症状。

7. 心力衰竭

心力衰竭主要是急性左心衰竭，可在起病最初几天内发生，或在疼痛、休克好转阶段出现，发生率为32%～48%。出现呼吸困难、咳嗽、发绀、烦躁等症状，严重者可发生肺水肿。右心室梗死者一开始即出现右心衰竭表现，有颈静脉怒张、肝大、水肿等右心衰竭表现伴血压下降。

（二）体征

1. 心脏体征

（1）心脏浊音界可正常也可轻度至中度增大。

（2）心率多增快，少数也可减慢、不齐。

（3）心尖区第一心音减弱，可出现第四心音（心房性）奔马律，少数有第三心音（心室性）奔马律。

（4）10%～20%的患者在起病第2～3天出现心包摩擦音，为反应性纤维性心包炎所致，常提示透壁性心肌梗死。

（5）心尖区可出现粗糙的收缩期杂音或伴收缩中晚期喀喇音，为二尖瓣乳头肌功能失调或断裂所致。

2.血压

除早期血压可增高外，几乎所有患者都有血压降低。起病前有高血压者，血压可降至正常，且可能不再恢复到起病前的水平。

3.其他

可有与心律失常、休克或心力衰竭相关的其他体征。

二、辅助检查

（一）心电图

1.特征性改变

STEMI 心电图表现特点包括以下 3 点。

（1）ST 段抬高：多呈弓背向上型。

（2）宽而深的 Q 波（病理性 Q 波），在面向透壁心肌坏死区的导联上出现。

（3）T 波倒置，在面向损伤区周围心肌缺血区的导联上出现，在背向心肌梗死（MI）区的导联则出现相反的改变，即 R 波增高、ST 段压低和 T 波直立并增高。

2.动态性演变

高大两肢不对称的 T 波（数小时）→ST 段明显抬高，可与直立 T 波形成单相曲线→R 波降低，Q 波出现（数小时至数天）→抬高 ST 段回落、T 波平坦或倒置。

3.定位和定范围

STEMI 的定位和定范围可根据出现特征性改变的导联数来判断。

（二）二维超声心动图和 M 型超声心动图

二维超声心动图和 M 型超声心动图有助于了解心室壁的运动和左心室功能，诊断室壁瘤和乳头肌功能失调、室间隔穿孔、心脏破裂等。

（三）实验室检查

（1）起病 24～48 h 后白细胞可增至（10～20）×10^9/L，中性粒细胞增多，嗜酸性粒细胞减少或消失；红细胞沉降率（ESR）增快；C-反应蛋白（CRP）增高可持续 1～3 周。起病数小时至 2 日内血中游离脂肪酸增高。

（2）血液中心肌坏死标志物动态变化：目前推荐使用的心肌损伤标志物包括肌钙蛋白 I 或 T(cTnI/cTnT)、肌红蛋白(Mb)和磷酸肌酸激同工酶(CK-MB)。

肌红蛋白（Mb）对早期诊断的初筛有较高价值，但确诊有赖于 cTnI/cTnT 或 CK-MB。Mb 和 CK-MB 对再梗死的诊断价值较大。梗死时间较长者，cTnI/cTnT 检测是唯一有价值的检查。

三、诊断和鉴别诊断

（一）诊断标准

根据"心肌梗死全球统一定义"，存在下列任何一项时，可以诊断心肌梗死。

（1）心肌标志物（最好是肌钙蛋白）增高≥正常上限 2 倍或增高后降低，并有以下至少一项心肌缺血的证据。①心肌缺血临床症状；②心电图出现新的心肌缺血变化，即新的 ST 段改变或左束支传导阻滞；③心电图出现病理性 Q 波；④影像学证据显示新的心肌活力丧失或区域性室壁运动异常。

（2）突发、未预料的心脏性死亡，涉及心脏停搏，常伴有提示心肌缺血的症状、推测为新的 ST 段抬高或左束支传导阻滞、冠状动脉造影或尸体检验显示有新鲜血栓的证据，死亡发生在可取得血液标本之前，或心脏生物标志物在血液中升高之前。

（3）基线肌钙蛋白正常、接受经皮冠状动脉介入术（PCI）患者的体内肌钙蛋白超过正常上限的 3 倍，定为 PCI 相关的心肌梗死。

（4）基线肌钙蛋白值正常、进行冠状动脉旁路移植术（CABG）患者的肌钙蛋白升高超过正常上限的 5 倍并发生新的病理性 Q 波或新的左束支传导阻滞，或有冠状动脉造影或其他心肌活力丧失的影像学证据，定义为与 CABG 相关的心肌梗死。

（5）有 AMI 的病理学发现。

（二）鉴别诊断

临床发作胸痛，结合心电图和心肌损伤标志物，鉴别诊断并不困难。不要为了鉴别而耽搁急诊再灌注治疗的时间。

四、并发症

（一）乳头肌功能失调或断裂

二尖瓣乳头肌因缺血、坏死出现收缩功能障碍，二尖瓣关闭不全，心尖区出现收缩中晚期喀喇音和吹风样收缩期杂音，第一心音减弱，多伴心力衰竭。严重者，可迅速发生肺水肿，在数日内死亡。

（二）心脏破裂

心脏破裂少见，多在起病 1 周内出现。心室游离壁破裂则造成心包积血、急性心脏压塞而猝死。室间隔破裂造成穿孔可在胸骨左缘第 3~4 肋间出现收缩期杂音，可引起心力衰竭和休克，病死率高。

（三）心室壁瘤

心室壁瘤或称室壁瘤，主要见于左心室，发生率为 5%~20%。体格检查可见左侧心界扩大，心脏搏动范围较广，可有收缩期杂音。瘤内发生附壁血栓时，心音减弱。心电图 ST 段持续抬高。X 线透视、摄影、超声心动图、放射性核素心脏血池显像以及左心室造影可见局部心缘突出，搏动减弱或有反常搏动。

其他并发症，如栓塞、心肌梗死后综合征等发生率较低，临床意义不大。

五、治疗

对于 STEMI 患者，治疗原则是尽快恢复心肌的血液灌注，以挽救濒死的心肌，防止梗死扩大，保护心功能。

（一）监护和一般治疗

（1）休息：急性期须住院、卧床休息。

（2）心电、血压监护。

（3）吸氧：对有呼吸困难和血氧饱和度降低者，最初几日间断或持续通过鼻导管面罩吸氧。

（4）护理：建立静脉通道，保持给药途径畅通。急性期 12h 内卧床休息，若无并发症，24h 内应鼓励患者在床上进行肢体活动，若无低血压，第 3 天就可在病房内走动；梗死后第 4～5 天，逐步增加活动直至每天 3 次步行 100～150m。

（5）解除疼痛：除舌下含服或静脉滴注硝酸甘油外，可以使用吗啡等镇痛药缓解疼痛。

（二）抗栓治疗

1. 抗血小板治疗

抗血小板治疗已成为急性 STEMI 常规治疗。

（1）阿司匹林：首次 300mg 嚼服，以后 100mg/d 口服。

（2）氯吡格雷：负荷量服用，急诊 PCI 前首次 300～600mg 顿服，静脉溶栓前每次 150mg（≤75 岁）或 75mg（＞75 岁）；常规应用剂量：75mg/d 口服。也可用替格瑞洛、普拉格雷替代。

（3）替罗非班：替罗非班属于静脉注射用 GPⅡb/Ⅲa 受体拮抗剂。主要用于：①高危；②准备进行经皮冠状动脉介入治疗（PCI）；③出血风险低（Crusade 评分＜30）；④造影显示大量血栓；⑤PCI 术中出现慢血流或无复流。

起始推注剂量为 10μg/kg，在 3min 内推注完毕，而后以 0.15μg/（kg·min）的速率维持滴注，持续 36～48h。

2.抗凝治疗

凝血酶使纤维蛋白原转变为纤维蛋白是最终形成血栓的关键环节。因此，抑制凝血酶至关重要。所有 STEMI 患者急性期均进行抗凝治疗。非介入治疗患者，抗凝治疗要达到 8 天或至出院前；进行急诊介入治疗的患者，抗凝治疗可在介入术后停用或根据患者情况适当延长抗凝时间。

（1）普通肝素：①溶栓治疗：可先静脉注射肝素 60U/kg（最大量 4000U），继以 12U/（kg·h）（最大 100U/kg），使活化部分凝血活酶时间（APTT）值维持在对照值 1.5～2.0 倍（为 50～70s），至少应用 48h。尿激酶和链激酶均为非选择性溶栓剂，可在溶栓后 6h 开始测定 APTT 或活化凝血时间（ACT），待其恢复到对照时间 2 倍以内后开始给予皮下肝素治疗；②直接 PCI：与 GPⅡb/Ⅲa 受体拮抗剂合用时，肝素剂量应为 50～70U/kg，使 ACT＞200s；未使用 CPⅡb/Ⅲa 受体拮抗剂者，肝素剂量应为 60～100U/kg，使 ACT 达到 250～350s；③对于因就诊晚、已失去溶栓治疗机会、临床未显示有自发再通情况的患者，静脉滴注肝素治疗是否有利并无充分证据。

使用肝素期间应监测血小板计数，及时发现肝素诱导的血小板减少症。

（2）低分子量肝素：低分子量肝素使用方便，不需监测凝血时间，有条件者尽量替代普通肝素。

（3）磺达肝癸钠：磺达肝癸钠是 Xa 因子的间接抑制剂，接受溶栓或未进行再灌注治疗的患者，磺达肝癸钠有利于降低病死率和再梗死率，而不增加出血并发症。无严重肾功能不全的患者，初始静脉注射 2.5mg，以后每天皮下注射 2.5mg，最长 8 天。在用于直接 PCI 时，应与普通肝素联合应用，以减少导管内发生血栓的风险。

（4）比伐卢定：在直接 PCI 时，可以使用比伐卢定。先静脉推注

0.75mg/min，再静脉滴注 1.75mg/（kg·min），不需监测 ACT，操作结束时停止使用。不需要同时使用替罗非班，降低出血发生率。

（三）再灌注疗法

起病 3～6h，最多在 12h 内，使闭塞的冠状动脉再通，心肌得到再灌注，濒临坏死的心肌可能得以存活或使坏死范围缩小，减轻梗死后心肌重塑，改善预后，是一种积极的治疗措施。

1. 介入治疗（PCI）

（1）直接 PCI：直接 PCI 适应证包括：①症状发作＜12h 的 STEMI 或伴有新出现的左束支传导阻滞；②在发病 36h 内发生心源性休克，或休克发生 18h 以内者；③如果患者在发病 12～24h 内具备以下 1 个或多个条件时可直接进行 PCI 治疗：a. 严重心力衰竭；b. 血流动力学或心电图不稳定；c. 持续缺血的证据。

（2）转运 PCI：高危 STEMI 患者就诊于无直接 PCI 条件的医院，尤其是有溶栓禁忌证或虽无溶栓禁忌证但已发病＞3h 的患者，可在抗栓（抗血小板，如口服阿司匹林、氯吡格雷或肝素抗凝）治疗同时，尽快转运患者至有条件实施急诊 PCI 的医院进行治疗。

（3）溶栓后紧急 PCI：接受溶栓治疗的患者无论临床判断是否再通，都应进行冠状动脉造影检查和可能的 PCI 治疗。①溶栓未再通者：尽早实施冠状动脉造影；②溶栓再通者：溶栓后 3～24h 内进行冠状动脉造影检查。

2. 溶栓治疗

无条件施行介入治疗或因转送患者到可施行介入治疗的单位超过 3h，如无禁忌证应在接诊患者后 30min 内对患者实施静脉溶栓治疗。

（1）适应证：①发病 12h 以内 STEMI 患者，无溶栓禁忌证，不具备急诊 PCI 治疗条件，转诊行 PCI 的时间＞3h；②对发病 12～24h 仍有进行性缺血性疼痛和至少 2 个胸导联或肢体导联 ST 段抬高＞0.1mV 的患者，若无急诊 PCI 条件，在经过患者选择后也可进行溶栓治疗；③对再梗死患者，如果不能立即（症状发作后 60min 内）进行冠状动脉造影和 PCI，可给予溶栓治疗。

（2）禁忌证：①既往任何时间脑出血病史；脑血管结构异常（如动静脉

畸形）；②颅内恶性肿瘤（原发或转移）；③6个月内缺血性卒中或短暂性脑缺血史（不包括3h内的缺血性卒中）；④可疑主动脉夹层；⑤活动性出血或者出血体质（不包括月经来潮）；⑥3个月内的严重头部闭合性创伤或面部创伤；⑦慢性、严重、没有得到良好控制的高血压或目前血压严重控制不良（收缩压≥180mmHg或者舒张压≥110mmHg）；⑧痴呆或已知的其他颅内病变；⑨创伤（3周内）或者持续＞10min的心肺复苏，或者3周内进行过大手术；⑩近期（4周内）内脏出血；⑪近期（2周内）不能压迫止血部位的大血管穿刺；⑫感染性心内膜炎；⑬45天至2年内曾应用过链激酶，或者既往有此类药物过敏史（不能重复使用链激酶）；⑭妊娠；⑮活动性消化性溃疡；⑯目前正在应用口服抗凝治疗[国际标准化比值（INR）水平越高，出血风险越大]。

（3）溶栓药物的选择。以纤维蛋白溶酶原激活剂激活血栓中纤维蛋白溶酶原，使之转变为纤维蛋白溶酶而溶解冠状动脉内的血栓。①尿激酶（UK）：30min内静脉滴注（150～200）万单位；②链激酶（SK）或重组链激酶（rSK）：以150万单位静脉滴注，在60min内滴完，用链激酶时，应注意寒战、发热等过敏反应；③重组组织型纤维蛋白溶酶原激活剂（rt-PA）：在90min内静脉给予100mg（先静脉注入15mg，继而30min内静脉滴注50mg，其后60min内再滴注35mg）。用rt-PA前先用肝素5000U静脉注射，用药后继续以肝素每小时700～1000U持续静脉滴注共48h，以后改为皮下注射7500U每12h1次，连用3～5天（也可用低分子量肝素）。

（4）溶栓成功的判断：可以根据冠状动脉造影直接判断，或根据：①心电图抬高最为明显的导联的ST段于2h内回降＞50%；②胸痛2h内基本消失；③2h内出现再灌注性心律失常；④血清CK-MB酶峰值提前出现（14h内）等间接判断溶栓是否成功。

六、二级预防、康复治疗与随访

STEMI患者出院后，应继续进行科学合理的二级预防，以降低心肌梗死复发、心力衰竭以及心脏性死亡等主要不良心血管事件的危险性，并改善患者生活质量。

（一）加强宣教，促使患者改善生活方式

（1）戒烟。

（2）病情稳定的患者建议每天进行 30～60min 的有氧运动，以不觉劳累为原则。有心功能不全者，活动量宜小。

（3）控制体重。

（4）清淡饮食，可少量饮酒。

（5）保持乐观心情。

（二）坚持药物治疗

1. 抗血小板药物

若无禁忌证，所有 STEMI 患者出院后均应长期服用阿司匹林（75～150mg/d）治疗。因存在禁忌证而不能应用阿司匹林者，可用氯吡格雷（75mg/d）替代。如接受了 PCI 治疗，则同时服用阿司匹林+氯吡格雷至少 1 年，以后阿司匹林长期服用。

2. ACEI 和 ARB 类药物

若无禁忌证，所有伴有心力衰竭（LVEF＜45%）、高血压、糖尿病或慢性肾病的 STEMI 患者均应长期服用 ACEI。具有适应证但不能耐受 ACEI 治疗者，可应用 ARB 类药物。

3. β 受体阻滞药

若无禁忌证，所有 STEMI 患者均应长期服用 β 受体阻滞药治疗，并根据患者耐受情况确定个体化的治疗剂量。

4. 醛固酮受体拮抗剂（螺内酯）

无明显肾功能损害和高血钾的心肌梗死后患者，经过有效剂量的 ACEI 与 β 受体阻滞药治疗后 LVEF＜40%的患者，可考虑应用螺内酯治疗，但须密切观察高钾血症等不良反应。

（三）控制心血管危险因素

1. 控制血压

STEMI 患者出院后应继续进行有效的血压管理。对于一般患者，应将其血压控制在 140/90mmHg 以内，并发慢性肾病患者应将血压控制在 130/80mmHg 以内。

2.调脂治疗

同稳定型心绞痛调脂治疗。

3.血糖管理

对所有 STEMI 患者均应进行常规筛查，检测有无糖尿病。对于确诊糖尿病的患者，应将其糖化血红蛋白（HbA1c）控制在 7%以下；若患者一般健康状况较差、糖尿病病史较长、年龄较大时，宜将 HbA1c 控制在 7%～8%。

第四节　缺血性心肌病

缺血性心肌病（ischemic cardiomyopathy，ICM）是冠心病的一种特殊类型或晚期阶段，是指由冠状动脉粥样硬化引起长期心肌缺血，导致心肌弥散性纤维化，形成与原发性扩张型心肌病类似的临床综合征，出现收缩或舒张功能失常，或两者兼有，但不能用冠状动脉病变程度和缺血来解释。1970年 Burch 等人首先将其命名为缺血性心肌病。

一、发病机制

冠状动脉粥样硬化性心脏病、先天性冠状动脉异常、冠状动脉微血管病变（继发糖尿病时）和冠状动脉栓塞导致心肌缺血造成心肌细胞坏死、心肌顿抑或心肌冬眠，继而形成心肌瘢痕，使剩余的存活心肌必须超负荷工作，最终导致心室扩张和肥厚，从而产生收缩性或舒张性心力衰竭。交感神经和肾素-血管紧张素-醛固酮系统的激活是缺血性心肌病心力衰竭的重要发病机制。近年来发现，血管内皮细胞功能不全、心肌细胞凋亡、脂肪酸 β 氧化及葡萄糖氧化的异常和线粒体膜电位的变化在缺血性心肌病心力衰竭的发生、发展过程中起着重要的作用。

二、临床表现与辅助检查

根据 ICM 的临床表现不同，将其分为限制型 ICM 和扩张型 ICM。限制型 ICM 属于本病的早期阶段，患者心肌虽有广泛纤维化，但心肌收缩功能尚好，心脏扩大尚不明显，临床上心绞痛已近消失，常以急性左心衰竭发作为突出表现。扩张型 ICM 为病程的晚期阶段，患者心脏已明显增大，临床上以慢性充血性心力衰竭为主要表现。一般认为，扩张型 ICM 是由限制型 ICM 逐渐发展而来的。充血性心力衰竭的症状呈进行性进展，由劳力性呼吸困难发展至夜间阵发性呼吸困难及端坐呼吸，常有倦怠和乏力，周围性水肿和腹腔积液出现较晚。部分患者开始以心绞痛为主要临床表现，以后逐渐减轻甚至消失，而以心力衰竭为主要临床表现。体征为充血性心力衰竭的表现。预后不良，存活率低。

（一）X 线表现

全心或左心增大，肺血流重新分布，严重病例可见间质性或肺泡性肺水肿和胸膜渗出征象。

（二）心电图

心电图可为窦性心动过速、心房颤动、室性期前收缩、ST-T 异常及既往心肌梗死的 Q 波。

（三）超声心动图

左室明显扩大，左室常呈不对称的几何形状改变；心肌厚薄不均，密度增高；室壁运动以明显节段性运动障碍为主，可表现僵硬、扭曲甚至矛盾运动；房室瓣开放，心肌缺血引起乳头肌功能不全，二尖瓣关闭不全，左室增大，二尖瓣开放幅度减小。常伴有瓣膜、瓣环、腱索、乳头肌钙化、主动脉壁及心内膜钙化；左心功能以舒张功能减少为主，收缩功能异常通常晚于舒张功能异常，收缩功能障碍表现为舒张末期和收缩末期容积增多，心室射血分数明显降低。

（四）冠状动脉造影

冠状动脉造影可见多支冠状动脉弥散性严重狭窄或闭塞。

三、诊断

（一）肯定条件

（1）有明确的冠心病证据，如心绞痛病史，心肌梗死 6 个月以上，冠状动脉造影结果阳性等。

（2）心脏明显扩大。

（3）心力衰竭反复发作。

（二）否定条件

（1）需要排除冠心病并发症引起的情况，如室壁瘤、室间隔穿孔、乳头肌功能不全及心律失常等。

（2）需要排除其他心脏病或其他原因引起的心脏扩大和心力衰竭，如扩张型心肌病、风湿性心脏病、高血压性心脏病、酒精性心肌病、克山病、长期贫血、甲状腺功能亢进症及心脏结节病等。

四、鉴别诊断

临床上需与 ICM 进行鉴别的心肌病变主要有扩张型心肌病、酒精性心肌病及克山病。

（一）扩张型心肌病

扩张型心肌病是一种原因不明的心肌病，其临床特征与 ICM 非常相似，鉴别诊断也相当困难，特别是 50 岁以上的患者，若伴有心绞痛则极易误诊为 ICM。由于扩张型心肌病与 ICM 的治疗原则不同，故对两者进行正确鉴别具有重要的临床意义。

1. 年龄和病史

扩张型心肌病发病年龄较轻，常有心肌炎病史；而 ICM 发病年龄较大，多数有心绞痛或心肌梗死病史，常伴有高血压、高脂血症及糖尿病等。

2. 心电图检查

扩张型心肌病常伴有完全性左束支传导阻滞，心电图 ST-T 改变也多为非特异性而无定位诊断价值。

3. 胸部 X 线检查

扩张型心肌病患者心影呈普大型，心胸比多在 0.6 以上，透视下见心脏搏动明显减弱，晚期常有胸腔积液、心包积液征象。ICM 患者虽有心影明显增大，但多数呈主动脉型心脏，并伴有升主动脉增宽和主动脉结钙化等。

4. 心脏形态学对比

扩张型心肌病因心肌广泛受累，常表现为 4 个心腔呈普遍性显著扩大；而 ICM 常以左心房扩大和左心室扩大为主，并常伴有主动脉瓣和瓣环增厚、钙化。

5. 室壁厚度和运动状态比较

扩张型心肌病患者室壁厚度弥散性变薄，室壁运动弥散性减弱。而 ICM 患者心肌缺血部位与病变冠状动脉分布走行密切相关，缺血严重部位则出现室壁变薄和运动减弱，故常见室壁厚度局限性变薄、室壁运动呈节段性减弱或消失。

6. 血流动力学变化

扩张型心肌病患者因心脏呈普遍性显著扩大，常继发各瓣膜及瓣膜支架结构改变而引起多个瓣口明显反流；而 ICM 患者因以左心房及左心室扩大为主，常伴二尖瓣口反流。

7. 心脏功能变化

扩张型心肌病患者因心肌病变弥散广泛，左心室扩大明显及心肌收缩无力，故心脏收缩功能明显降低；而 ICM 患者虽左心室射血分数及短轴缩短率均有降低，但其程度则较扩张型心肌病轻。

8. 周围动脉超声探查

扩张型心肌病仅少数患者的颈动脉与股动脉斑块呈阳性；而 ICM 患者颈

动脉与股动脉斑块则多数阳性。

9.放射性核素检查

一般认为，ICM 比扩张型心肌病患者的心肌损伤更重，纤维化程度更高。因此，进行 ^{99m}Tc-甲氧基异丁基异腈（MIBI）心肌灌注显像检查，扩张型心肌病多显示为不呈节段性分布的、散在的稀疏区，范围小、程度轻，表现为较多小片样缺损或花斑样改变；而 ICM 患者多呈按冠状动脉分布的节段性灌注异常，心肌血流灌注受损程度重、范围大；当灌注缺损范围大于左心室壁的40%时，对 ICM 的诊断有较高价值。

10.冠状动脉造影

扩张型心肌病患者冠状动脉造影往往正常。

（二）酒精性心肌病

酒精性心肌病是由于长期大量饮酒所致的心肌病变，主要表现为心脏扩大、心力衰竭及心律失常等，临床上与扩张型 ICM 有许多相似之处。以下特点有助于两者的鉴别。

（1）有长期、大量饮酒史。

（2）多为 30～50 岁男性，且多伴有酒精性肝硬化。

（3）停止饮酒 3～6 个月后，病情可逐渐逆转或停止恶化，增大的心脏可见缩小。

（三）克山病

克山病是一种原因不明的地方性心肌病，其临床表现与辅助检查所见均与扩张型 ICM 有许多相似之处，但其有明显的地区性，绝大多数患者为农业人口中的生育期妇女及断奶后的学龄前儿童。而 ICM 则以老年人多见。

五、治疗原则及进展

（一）药物治疗

在控制冠心病的易患因素的基础上，给予硝酸酯类药物、β 受体阻滞剂缓解心绞痛，改善心肌缺血症状。以心力衰竭为主要症状时，应予利尿剂、血管紧张素转化酶抑制药或血管紧张素受体拮抗剂、醛固酮受体拮抗剂，必要时予正性肌力药（洋地黄）以控制心力衰竭，病情较稳定者应尽早给予β受体阻滞剂，从小剂量开始。

心力衰竭常并发高凝状态，易发生静脉血栓和肺栓塞，临床上主要应用华法林抗凝治疗。对并发心房颤动高危患者，ACTIVE-A研究显示，氯吡格雷和阿司匹林联合应用可有效预防心房颤动事件，可作为华法林安全的替代治疗。

优化能量代谢的药物曲美他嗪通过促进缺血心肌对葡萄糖的利用，减少对脂肪酸的利用来提高细胞产能的效率，从而保护冬眠心肌，促进心功能的恢复。

（二）经皮冠状动脉介入术（PCI）

冠状动脉造影发现两根血管病变使伴左前降支近端严重狭窄和左室功能损害，药物不能稳定病情，频繁的心绞痛发作，新发的或恶化的二尖瓣反流，均应行PCI治疗。PCI较单纯药物治疗能更好地改善心功能，提高生活质量。

（三）冠状动脉旁路移植术（CABG）

冠状动脉造影发现左主干病变或三支弥散性病变，尤其伴2型糖尿病患者，应首选CABG。

（四）心脏再同步化治疗（cardiac resynchronization therapy，CRT）

心脏再同步化治疗通过改善心脏不协调运动，增加左室充盈时间，减少室间隔矛盾运动，减少二尖瓣反流，从而改善心力衰竭患者的心功能，增加运动耐量，甚至逆转左室重构。患者有中度到重度心力衰竭症状（NYHAIII～IV级），窦性心律的心脏失同步化（完全性左束支传导阻滞，QRS间期≥120ms），严重的左室收缩功能不全（LVEF≤35%），尤其是并发三度房室传导阻滞者，在经过合理的药物治疗后没有改善，可考虑CRT，如果并发恶性室性心律失常可同时行CRT-D治疗。CRT虽能改善心功能，但不能改善由冠状动脉缺血导致的心肌冬眠和心室重塑。有 30%的患者对 CRT 无应答。

（五）干细胞治疗

近年来大量研究表明，移植的具有分化和增殖能力的干细胞通过直接分化为心肌细胞、血管内皮细胞，改善心肌间质成分、旁分泌功能等，可以修复缺血性心肌病坏死的心肌组织，促进血管新生，改善心脏功能。动物实验证实以上效果后，随即开展了一期和二期的临床试验，但至今干细胞治疗仍未应用于临床。FOCUS-CCTRN 临床试验并未得到理想的预期效果。目前，干细胞种类、数量、增殖能力、移植途径、干细胞移植后的归巢、干细胞和基因的联合治疗等问题在干细胞治疗大规模应用于临床之前尚需进一步研究。

（六）心脏移植

完善的内科治疗及常规心脏手术均无法治愈的各种终末期心力衰竭。其他重要脏器无不可逆性病变或影响长期生存的因素，肺动脉压不高的病例即可施行心脏移植。但是供体来源和移植后排斥反应是心脏移植面临的重大问题。

总之，ICM 是冠心病终末期的一种类型，预后较差，现有的任何单一治疗手段都不能取得最令人满意的效果。临床首先应充分评价存活心肌的范围及数量，选择最佳的治疗策略，通常是几种治疗方法联合应用，才能最大程度改善预后。

第五节 心脏性猝死

心脏性猝死（sudden cardiac death，SCD）是指由各种心脏原因引起的、急性症状发作后 1h 内出现的、以意识突然丧失为特征的自然死亡。不论是否存在已知心脏病史，其死亡的时间和方式无法预料。

美国心肺血液研究所新近发布的 SCD 预告及预防工作组会议报告对 SCD 的定义又做了进一步阐述：无明确的心脏以外的原因导致的突然死亡，包括有目击者的迅速死亡和没有目击者的在症状发生后 1h 内的死亡，可确诊 SCD；无明确的心脏以外原因导致 24h 内的死亡为疑似 SCD。

一、流行病学概况

流行病学调查显示，SCD 居人类死亡原因的首位，且占各类猝死的 80% 以上，占老年人猝死的 90% 以上。西方国家每年 SCD 发生率为（51～53）/10 万人，我国最新统计数据为 41.8/10 万人。由于 SCD 发病突然、进展迅速，且多在家中甚至睡眠中发生，不易及时发现并抢救，导致存活率极低，美国 SCD 抢救成功率为 28.7%，而我国不到 1%，严重威胁公共卫生健康。

（一）年龄、性别特点

SCD 的发生率随年龄的增高而增加，50 岁人群的发病率约 0.1%，75 岁人群中该数值升至 0.8%。在我国，男性 55～60 岁、女性 65～70 岁发生率最高。在任何年龄的人群中，SCD 的男性发病率均高于女性，但性别差异随年龄的升高而减弱。原因可能与男性吸烟、饮酒人数相对多于女性，以及男性社会竞争压力较大，较女性更加容易出现不良情绪等有关。同时女性由于雌激素的保护作用，冠心病的发病率低于男性，但绝经后女性冠心病及心脏性猝死的发病率明显增高。美国最新统计数据显示，心脏性猝死发病的总体男女比例为 2.5:1。

（二）时间、季节特点

根据美国 Framingham 资料随访 38 年，SCD 发生的第一高峰时间为 7：00～10：00AM，第二高峰时间为 16：00～20：00PM。在这段时间内交感神经相对兴奋，糖皮质激素水平、血浆肾上腺素水平和血黏度达到高峰。心率增快，血压升高，血小板聚集增加，纤维蛋白酶活性降低。而 0：00～6：00AM 迷走神经张力增高，猝死相对较少。SCD 发病率存在季节差异，冬春季多发，夏秋季较少。原因考虑与冬春季天气寒冷影响人体的自主神经调节，使交感神经兴奋有关。寒冷诱发动脉收缩使血管阻力增加，血液循环外周阻力上升，血压升高，使心脏负荷增加，且冬春季天气干燥，血黏度增高，纤维蛋白原水平升高，易形成血栓。

二、病因

（一）器质性心脏病

主要是冠心病及其并发症，其次是心肌病，少见的病因包括心脏瓣膜疾病、先天性心脏病、主动脉夹层破裂等。

1. 冠心病

冠心病及其并发症所引起的 SCD 占所有病因的 80% 以上，其中 20% 的冠心病患者首发表现即为 SCD，临床称为冠心病猝死。冠心病患者特别是冠状动脉多支严重病变者，容易发生急性血栓事件，斑块破裂出血，冠状动脉痉挛引起急性心肌缺血、坏死，导致局部心电生理功能紊乱、严重心律失常及心功能障碍。尸体解剖证实猝死患者 90% 以上有明显的冠状动脉粥样硬化，其中 75% 的患者并发有陈旧性心肌梗死，而表现为急性心肌梗死患者约 20%。

还有一些非冠状动脉粥样硬化性病变如冠状动脉先天性异常、冠状动脉炎、冠状动脉夹层分离、心肌桥等也与 SCD 有关。

2. 心肌病

心肌病患者本身存在心肌结构异常，导致心电图不稳定，易出现室性心律失常。各种类型的心肌病是青年 SCD 的主要原因，占 SCD 病因的 5%～15%，80% 心肌病患者以 SCD 为首发症状。其中扩张型心肌病及肥厚型心肌病最为常见，SCD 发生率分别为 10% 及 4%。致心律失常型右室心肌病以右室进行性纤维脂肪变为特征，其发病率虽低，但猝死发生率较高，约 30% 的患者以猝死为首发表现。

3. 心脏瓣膜疾病

主动脉瓣狭窄引起 SCD 最为常见，通常由快速性室性心律失常诱发。其他瓣膜病如主动脉瓣关闭不全、二尖瓣狭窄及关闭不全、二尖瓣脱垂、机械瓣膜功能失调等也可引发 SCD。

（二）非器质性心脏病

有不超过 10% 的 SCD 患者并无器质性心脏疾病，而是由影响离子通道的遗传异常（长 QT 间期综合征、儿茶酚胺敏感性多形性室性心动过速、Brugada 综合征、短 QT 间期综合征等）或未知离子通道异常（如早期复极异常综合征、特发性室颤等）所引起。

1. 长 QT 间期综合征

先天性长 QT 间期综合征患者常表现为昏厥，通常发生在运动时，少见于休息状态。可引发尖端扭转型室速及室颤而产生昏厥及猝死。

2. 儿茶酚胺敏感性多形性室性心动过速

儿茶酚胺敏感性多形性室性心动过速是一种少见但严重的恶性心律失常，临床上以运动或情绪激动后诱发双向、多形性室性心动过速、昏厥和猝死为特征，多见于儿童及青少年，但成人也可患病。

3. Brugada 综合征

Brugada 综合征是一种编码离子通道基因异常所致的常染色体显性遗传病。心电图具有特征性的"三联征"：右束支传导阻滞、右胸导联（V_1～V_3）ST 段呈下斜形或马鞍形抬高、T 波倒置。临床常因心室颤动或多形性室速引起反复昏厥，甚至猝死。患者多为亚洲青年男性，尤以东南亚国家发生率最高。发病年龄多数在 30～40 岁，常有昏厥或心脏性猝死家族史，多发生在夜间睡眠状态，发作前无先兆症状。

4. 早期复极综合征

早期复极综合征一直被认为是正常变异心电图，然而当前研究表明，部分特发性室颤猝死患者心电图下壁导联和左胸导联表现为早期复极综合征,并在心室颤动刚出现时 J 波会出现幅度增大的情况。2008 年 Haissaguerre 教授等指出绝大多数特发性心室颤动患者都并发早期复极综合征。因此,早期复极综合征不应该被完全认为是良性,它会在一定条件下诱发 ST 段抬高,从而导致潜在的心律失常。

三、病理生理机制

SCD 最常见的机制是快速性室性心律失常,75%～80%的 SCD 是室性心动过速引起的心室颤动所致,余 15%～25%为缓慢性心律失常所致,包括高度房室传导阻滞及窦房结功能紊乱。较少见的原因为无脉性电活动,包括假性电机械分离、室性自主心律、室性逸搏心律、除颤后室性自主心律等。由于缓慢性心律失常可能进展为心室颤动,而心室颤动可引起心脏停搏,所以 SCD 的电生理学机制往往比较复杂,可能在一个过程中包含多种电生理紊乱。SCD 发生时的心电图主要有四种类型:心室颤动、无脉性室速、无脉性电活动、心脏停搏。

四、诱发因素

(一)精神因素

在 SCD 的诱发因素中,精神因素起着非常重要的作用。精神紧张、情绪激动可影响大脑皮质兴奋延髓的心血管中枢,使交感－肾上腺素神经张力增高,肾上腺素、去甲肾上腺素、异丙肾上腺素、多巴胺等释放增多,引起心率加快、血管收缩、血压升高,病变的心肌细胞不能适应突然增加的负荷,导致急性心力衰竭而猝死。

(二)剧烈体力活动或过度疲劳

剧烈体力活动或过度疲劳可使心脏负荷急速增加,对于患有潜在心脏疾病的人,可因血液循环剧变而引起急性心肌缺血或心功能不全而猝死。

（三）饱餐

饱餐所引起的 SCD 多出现在饱餐后 15～30min 内，通过胃肠反射引起冠状动脉收缩，提高迷走神经张力，诱发心室停搏、房室传导阻滞。

（四）用力排便

用力排便时，心脏负荷可达正常排便时的 4～5 倍，因屏气用力使心房压力升高，造成舒张期过度充盈，诱发心力衰竭。

（五）电解质紊乱

钾离子的失衡是 SCD 的重要触发因素。高血钾对心肌兴奋性有抑制作用，易导致心脏停搏于舒张期；低血钾引起心肌细胞膜的自律性和兴奋性增高，直接导致心律失常而发生猝死。

（六）药物

多种药物可引起机体代谢异常、酸碱失衡、电解质紊乱从而导致心律失常甚至 SCD。利尿剂导致的低钾血症可延长复极，与尖端扭转型室性心动过速有关联。某些抗心律失常药可产生新的功能性阻滞区而促发折返。I、III类抗心律失常药及戊烷脒、红霉素、特非那定等非心血管系统药物都有致心律失常作用。洋地黄类药物如使用剂量不当可诱发心室颤动而导致 SCD。

五、临床表现

SCD 的过程一般有 4 个组成部分：前驱症状、终末事件期、心搏骤停及生物学死亡。

（一）前驱症状

前驱症状包括新发现的心血管症状或原有症状加重（如胸痛、心悸、呼吸困难、疲劳等），可发生在心搏骤停前数天至数月，但发生在心搏骤停前

24h 内者更为特异。也有患者可没有前驱症状而在瞬间即进入心搏骤停。

（二）终末事件期

终末事件期是导致心搏骤停前的急性心血管改变时期，通常不超过 1h。典型表现包括长时间的胸痛，急性呼吸困难，持续心动过速，头晕目眩等。若心搏骤停瞬间发生，事前无预兆，则 95% 为心源性，并有冠状动脉病变。从 SCD 者所获得的连续心电图记录中可见在猝死前数小时或数分钟内常有心电活动的改变，其中以心率增快和室性期前收缩的恶化升级最为常见。

（三）心搏骤停

有效循环突然中断，患者出现意识丧失和呼吸停止等一系列严重征象。如不及时进行心肺复苏和给予生命支持，患者通常在几分钟内进入生物学死亡阶段。其症状和体征为：①心音消失；②大动脉搏动消失；③意识突然丧失或伴有短阵抽搐；④呼吸断续，呈叹息样，随后即停止；⑤昏迷；⑥瞳孔散大。此期尚未到生物学死亡。如给予及时恰当的抢救，尚有复苏的可能。

（四）生物学死亡

从心脏骤停向生物学死亡的演变，主要取决于心搏骤停心电活动的类型和心脏复苏的及时性。心室颤动或心室停搏，如在头 4～6min 内未予心肺复苏，则预后很差。如在头 8min 内未予心肺复苏，除非在低温等特殊情况下，否则几乎无存活可能。从统计资料来看，由目击者立即施行心肺复苏术和尽早除颤，是避免生物学死亡的关键。

六、高危人群及预测指标

（一）高危人群

并发以下高危因素的患者为 SCD 的高危人群。

（1）心肌梗死后左室射血分数（LVEF）＜35%。

（2）心肌梗死后室性期前收缩＞10 次/小时、多源性室性期前收缩、短阵室性心动过速、R-on-T 波。

（3）曾经发生过心搏骤停或室性心动过速事件。

（4）有 SCD 家族史。

（5）扩张型心肌病伴心力衰竭。

（6）离子通道病，如长 QT 间期综合征、短 QT 间期综合征、Brugada 综合征等。

（二）预测指标

用于高危因素筛查的方法早期有心脏电生理检查，但由于其为有创性，且敏感性和特异性不高，故目前已较少应用，现临床上常用的无创性预测指标有以下 6 种。

1. T 波电交替（TWA）

TWA 是指体表心电图上 T 波的形态、极性和振幅的逐步交替变化。TWA 在识别猝死危险性指标中的应用价值已经得到了充分的认可，2006 年 ACC/AHA/ESC 发布的《室性心律失常和心脏性猝死指南》中，将 TWA 列为致命性室性心律失常危险性分层的 IIa 类指标。

2. T 波峰末间期（Tp-e）/QT 间期

Tp-e 是指 T 波顶峰至 T 波终末之间的一段时间，代表心外膜心肌与中层心肌复极时间的差异，即跨室壁复极离散。心室肌跨壁复极离散度增大是多种室性心律失常及 SCD 发生的主要机制。QT 间期是指从 QRS 波的起点到 T 波降支与基线交点的时间，是心室开始除极至心室复极完毕全过程的时间。如果 Tp-e/QT 间期大，说明中层心肌细胞的平台电位与心内膜下、心外膜下心室肌之间形成的电位差增大，发生折返，导致室性心动过速和心室颤动。

3. 心率变异性（HRV）

HRV 是指心搏节奏快慢或 RR 间期长短随时间所发生的变化情况。HRV 的大小实质是反映神经体液因素对窦房结的调节作用，也是反映交感及副交感神经活性及其平衡协调的关系，当交感神经兴奋时，HRV 下降，当副交感神经兴奋时，HRV 增大，一旦两者失调，将导致心血管系统功能紊乱，以致发生严重心律失常及 SCD。

4. 窦性心律震荡（HRT）

HRT 是指自发性室性期前收缩后有压力反射介导的心动周期的短期震荡，表现为短暂的初期心率加速和紧随其后的心率减慢，是心脏对压力感受器和自主神经紧张性的反应。目前认为 HRT 主要机制是反射和室性期前收缩的直接作用。它是检测心肌梗死后猝死高危患者的可靠方法。

5. 心脏磁共振

由冠心病导致心肌瘢痕形成的缺血性心肌病患者 SCD 发生率明显升高。心脏磁共振可显示缺血性心肌病患者的心肌瘢痕及瘢痕边缘区，测出心肌瘢痕容积大小，有助于 SCD 的危险分层及预测，可作为众多预测指标的补充。

6. 超声心动图

猝死的主要征兆之一是左心室收缩功能下降，以 LVEF≤40% 为界可识别高危患者，LVEF＜30% 者发生 SCD 风险明显升高。但此项检查预测价值不高，可作为辅助参考。

七、预防及救治

SCD 的相关危险因素为性别、年龄、冠心病家族史、高血压与左室肥厚、心力衰竭、吸烟、酗酒、肥胖和糖尿病、电解质紊乱、血脂代谢异常及不良生活方式等。识别高危人群，控制危险因素，进行积极的一级和二级预防，有助于降低 SCD 的发生率。

所谓一级预防是指对未发生过但可能发生 SCD 的高危人群采取积极有效的措施，以预防及减少 SCD 的发生。二级预防是指针对既往发生过心搏骤停的幸存者，预防致命性心律失常或心搏骤停的复发。

SCD 的抢救需分秒必争，原则：①快速识别 SCD 的发生；②尽早进行心肺复苏术；③尽早除颤；④尽早加强生命支持。心搏搏动停止 4～6min 后，脑细胞会发生不可逆转的损害，心脏停搏 10min 后脑组织基本死亡；在 1min 内实施心肺复苏术成功率近 100%；4min 内进行心肺复苏约 50% 的患者可以被救活；每延迟 1min，存活率下降 10%，延迟 10～12min，生还率已不足 20%，故 SCD 抢救成功的关键是尽早进行心肺复苏术。心肺脑复苏的目的是在给予有效除颤前，先维持中枢神经系统、心脏及其他重要器官的生命力，即：恢复循环、建立通气、恢复呼吸（CAB：Circulation，Airway，Breathing）。目前强调，以有效的心脏按压最为重要。最新版《心肺复苏指南》改为 CAB，强调心外按压的重要性，并指出按压的幅度一定要＞5cm，按压频率不得少于 100次/分，方能使心脏产生有效搏动。

器质性心脏病是 SCD 的主要病因，在进行药物治疗的同时，需对严重的冠状动脉病变进行积极的血运重建，对心脏瓣膜疾病和主动脉夹层及时进行外科手术治疗。致命性室性心律失常通常为 SCD 的即刻原因，早期给予 β 受体阻滞剂、ACEI、阿司匹林及他汀类等药物，可减少急性心肌梗死、梗死后及心力衰竭患者室性心律失常的发生率，改善猝死高危患者的预后。其中 β 受体阻滞剂是目前唯一能降低 SCD 发生率的抗心律失常药物。埋藏式心脏复律除颤器（ICD）是预防 SCD 最有效的方法，ICD 能在十几秒内感知致命性室性心律失常，并放电终止其发作，转复持续性室速和心室颤动有效率几乎100%。无论患者有何种心脏病或心律失常触发机制，ICD 都能有效防止快速性或缓慢性心律失常所导致的 SCD。根据目前的指南，植入 ICD 的指征为：NYHA Ⅰ级的患者心肌梗死后 40 天以上、LVEF≤30%；NYHA 心功能Ⅱ～Ⅲ级、LVEF≤35%的患者，缺血性心力衰竭发生在急性心肌梗死 40 天后；有心肌梗死病史并有非持续性室速的患者，LVEF≤40%，电生理检查诱发心室颤动或持续性室速。亚低温治疗是目前复苏研究的热点，大量研究表明，亚低温对脑及其他脏器组织有保护作用。实施方式分为局部及全身亚低温、有创性及无创性操作。但具体哪种方法更有效更安全，尚无定论。各种亚低温疗法均存在不同程度不良反应及并发症，并且因性价比不高、技术难度大等因素，尚未得到广泛应用，今后还有待进行进一步研究。

第二章 急性呼吸窘迫综合征

急性呼吸窘迫综合征（acute respiratory distresssyndrome，ARDS）是急性呼吸衰竭的一个类型，由于各种原因（排除左心衰竭）引起肺脏内血管与组织间液体交换功能紊乱，致肺含水量增加，肺顺应性降低，肺泡萎陷，通气/血流比例失调，以严重低氧血症和呼吸极度窘迫为典型症状。

一、起病原因

（一）休克

各种类型休克，如感染性、出血性、心源性和过敏性等，特别是革兰阴性杆菌败血症所致的感染性休克。

（二）创伤

多发性创伤，肺挫伤，颅脑外伤，烧伤、电击伤，脂肪栓塞等。

（三）感染

肺脏或全身性的细菌、病毒、真菌、原虫等的严重感染。

（四）吸入有毒气体

如高浓度氧、臭氧、氨、氟、氯、二氧化氮、光气、醛类、烟雾等。

（五）误吸

误吸胃液（特别是 pH 值<2.5）、羊水，溺水等。

（六）药物过量

巴比妥类、水杨酸、氢氯噻嗪、秋水仙碱、阿糖胞苷、海洛因、美沙酮、硫酸镁、特布他林、链激酶、荧光素等。毒麻药品中毒所致的 ARDS 在我国已有报道，值得注意。

（七）代谢紊乱

肝衰竭、尿毒症、糖尿病酮症酸中毒。急性胰腺炎 2%～18%概率并发急性呼吸窘迫综合征。

（八）血液系统疾病

大量输入库存血和错误血型输血、DIC 等。

（九）其他

子痫或先兆子痫、肺淋巴管癌、肺出血-肾炎综合征、系统性红斑狼疮、心肺复苏后，放射治疗、器官移植等。

综上所述，创伤、感染、休克是发生 ARDS 的三大诱因，占70%～85%，多种致病因子或直接作用于肺，或作用于远离肺的组织，造成肺组织的急性损伤，而引起相同的临床表现。直接作用于肺的致病因子，如胸部创伤、误吸液体、吸入有毒气体、各种病原微生物引起的严重肺部感染和放射性肺损伤等；间接的因素有败血症、休克、肺外创伤、药物中毒、输血、出血坏死型胰腺炎、体外循环等。

二、诊断

（1）有的新生儿由于受一些先天因素影响，如母亲的糖尿病，非高血压性肾病,胎儿水肿等抑制胎儿肺成熟,肺表面活性物质缺乏,生后数小时内出现呼吸增快,呼气呻吟,发绀,鼻翼扇动等急性呼吸窘迫的表现。

(2)成人呼吸窘迫综合征多发生在败血症,严重创伤、休克、误吸、补液过量等原发病发展过程中,起病急剧而隐袭,易被原发病症状所掩盖,或发病早期易与肺部感染或左心衰竭相混淆。表现为呼吸频数(>28次/分)或(和)呼吸窘迫,发绀,常有烦躁、焦虑、出汗等表现。

三、鉴别诊断

(一)急性呼吸窘迫综合征

急性呼吸窘迫综合征系多种原发疾病如休克、创伤、严重感染、误吸等疾病过程中发展的急性进行性缺氧性呼吸衰竭。主要表现为进行性呼吸窘迫、气促、发绀,常伴有烦躁、焦虑、出汗等。其呼吸窘迫的特点在于不能用通常的氧疗法使之改善,也不能用其他原发心肺疾病解释。体征早期可无异常,或仅闻双肺干性啰音、哮鸣音,后期可闻及水泡音,或管状呼吸音。

诊断主要依据以下5点。

(1)具有可引起急性呼吸窘迫综合征的原发疾病。

(2)呼吸系统症状有呼吸频数>28次/分和(或)呼吸窘迫。

(3)血气分析异常。

(4)胸部X线征象。包括肺纹理增多,边缘模糊,斑片状阴影或大片状阴影等肺间质性或肺泡性改变。

(5)排除慢性肺疾病和左心衰竭。

凡具备以上5项或(1)~(3)和(5)项者可诊断为ARDS。

(二)新生儿呼吸窘迫综合征

(1)本病因Ⅱ型肺泡细胞不成熟,不能产生和分泌足够的表面活性物质所致。

(2)临床表现为出生后1~3h内发病,呼吸增快至>60次/分,吸气困难,出现三凹征,呼气呻吟;发绀、鼻翼扇动,由于低氧血症和组织缺氧,可出现代谢性酸中毒,低血压甚至循环衰竭。自然病程48~72h后Ⅱ型肺泡细胞开始合成表面活性物质，病情逐渐缓解。

（三）心源性肺水肿（左心衰竭）

ARDS 是具有肺泡毛细血管膜损伤、血管通透性增加所致的非心源性肺水肿，因而必须与由于静水压增加等因素所引起的心源性肺水肿鉴别。心源性肺水肿常见于高血压性心脏病、冠心病、心肌病等引起的左心衰竭。它们都有心脏病史和相应的临床表现，如结合胸部 X 线和心电图检查，诊断一般不难。心导管肺毛细血管楔压（PCWP）在左心衰竭时上升（PCWP＞2.4kPa），这对诊断更有意义。

（四）急性肺栓塞

急性肺栓塞多见于手术后或长期卧床者，血栓来自下肢深部静脉或盆腔静脉。本病起病突然，有呼吸困难、胸痛、咯血、发绀，PaO_2 下降等表现，与 ARDS 不易区别。血液乳酸脱氢酶上升，心电图异常，放射性核素、肺通气、灌注扫描等改变对诊断肺栓塞有较大意义。肺动脉造影对肺栓塞诊断意义更大。

（五）严重肺炎

肺部严重感染包括细菌性肺炎、病毒性肺炎、严重急性呼吸综合征、粟粒性肺结核等可引起 ARDS。然而也有一些重度肺炎患者（如军团菌肺炎）具有呼吸困难、低氧血症等类似 ARDS 的症状。其 X 线明显显示肺内大片浸润性炎症阴影。应用敏感抗菌药物可治愈。

四、检查

（一）体格检查

起病可以急骤或缓渐，无论起始的诱因如何，ARDS 的临床表现有其本身特有的发展规律，典型临床经过可分为 4 期。

1. 损伤期

损伤期在损伤后 4~6h。临床上以原发病表现为主，可出现轻微呼吸增快，但无典型的呼吸窘迫。胸部 X 片无阳性发现。

2. 相对稳定期

相对稳定期在损伤后 6~48h。经过对原发病的积极救治，患者循环功能得以稳定，而逐渐出现呼吸困难，呼吸频率加快，>30 次/分，出现过度通气，$PaCO_2$ 降低。但肺部体征尚不明显。胸部 X 片可见肺纹理增多、模糊和网状浸润影，提示血管周围液体积聚增多和间质性肺水肿。

3. 呼吸衰竭期

呼吸衰竭期在损伤后 24~48h。呼吸困难和发绀进行性加重，常伴有烦躁、焦虑、多汗等。其呼吸困难的特点不能用常规的氧疗方法改善，也不能用其他原发心肺疾病来解释。呼吸频率加快，可达（35~50）次/分。胸部听诊可闻及湿啰音。胸部 X 片可发现双肺散在斑片状阴影呈磨玻璃样改变，可见支气管充气征。可伴奇静脉影增宽。由于低氧血症引起过度通气，$PaCO_2$ 降低，而出现呼吸性碱中毒。

4. 终末期

终末期为极度呼吸困难和严重发绀，出现神经精神症状，如嗜睡、谵妄、昏迷等。胸部 X 片显示融合成大片状浸润阴影，支气管充气征明显。由于呼吸肌疲劳导致二氧化碳潴留，并产生混合性酸中毒。最终可发生循环功能障碍。

（二）实验室检查及辅助检查

1. 胸部 X 片

早期可无异常，或呈轻度间质改变，表现为边缘模糊的肺纹理增多，继而出现斑片状以至融合成大片状的磨玻璃或实变浸润影。其演变过程符合肺水肿的特点，快速多变；后期可出现肺间质纤维化的改变。

2. 动脉血气分析

典型的改变为 PaO_2 降低，$PaCO_2$ 降低，pH 升高。根据动脉血气分析和吸入氧浓度可计算肺氧合功能指标，如肺泡-动脉氧分压差、肺内分流、呼吸指数、氧合指数等指标，对诊断、建立严重性分级和疗效评价等均有重要意义。

3. 床边呼吸功能监测

ARDS 时血管外肺水增加、肺顺应性降低，出现明显的肺内右向左分流，但无呼吸气流受限。

4. 心脏超声和 Swan-Ganz 导管检查

心脏超声和 Swan-Ganz 导管检查有助于明确心脏情况和指导治疗。通过置入 Swan-Ganz 导管可测定肺毛细血管楔压（PCWP），是反映左心房压较为可靠的指标。PCWP 一般＜12mmHg，＞18mmHg 是支持左心衰竭的诊断。因心源性肺水肿和 ARDS 有合并存在的可能性，故目前认为 PCWP＞18mmHg 不是 ARDS 的排除标准，如果呼吸衰竭的临床表现不能完全用左心衰竭解释，应考虑 ARDS 诊断。

五、临床表现

（一）潜伏期

大多数患者均于原发病后 2～3 天内发生 ALI/ARDS。因此，极易误认为是原发病的病情加剧，常失去早期诊断的时机。

（二）症状

1. 呼吸增快和窘迫

呼吸困难、呼吸频数增加是呼吸衰竭最早最客观的表现，在 ALI/ARDS 中患者更为明显。一般为呼吸频率＞28 次/分。因女性、小儿和年老体弱者的呼吸次数和呼吸窘迫较轻，故呼吸频率＞25 次/分时就应提高警惕性。

2. 咳嗽和咳痰

早期可出现不同程度的咳嗽，少量咯血，咳出血水样痰，是 ARDS 的典型症状之一。

3. 烦躁、神志恍惚或淡漠

4. 其他

有些患者可出现寒战和发热，易误诊为原发疾病所致，应加以鉴别。

（三）体征

1. 发绀

因严重缺氧且通过吸氧很难改善，故发绀为本病的重要特征之一。

2. 肺部体征

肺部早期体征较少，中晚期可听到干性或湿性啰音，出现呼吸困难，吸气时肋间及锁骨上窝下陷。

3. 心率

心率常＞100 次/分。

六、治疗

ARDS 的治疗目前尚无特效疗法。积极治疗原发病，特别是控制感染，改善通气和组织供氧，防止进一步的肺损伤和肺水肿，是当今治疗的主要原则。

（一）控制感染

严重感染是 ARDS 的首位高危因素，而且是其高病死率的主要原因。故控制感染是一项至关重要的措施。ARDS 常并发院内感染，比较隐匿，加上原发病和 ARDS 病情影响，明确诊断较困难。因此，应细致查找感染灶，严格无菌操作，减少留置导管，防止压疮，呼吸机与吸痰管定期消毒。发现临床感染征象，早期、足量、足疗程选用有效抗菌药物，并联合静脉用药。对于病原菌未明确的感染，宜选用强效广谱抗生素或多种抗生素联合静脉应用，其抗菌谱应能覆盖多数 G⁻ 和 G⁺ 致病菌。在应用中还应注意可能发生的真菌感染，并及时进行有效治疗。

（二）机械通气治疗

1. 机械通气

机械通气是治疗 ARDS 最重要的、不可替代的手段。能否抓住适当时机，合理、有效地应用机械通气技术，直接决定患者的预后。机械通气是纠正缺氧的主要措施，鼻塞（导管）吸氧和面罩吸氧很难奏效。

（1）适应证：①FiO_2达50%，$PaO_2<8kPa$；②动脉血氧饱和度$SaO_2<90\%$；③$PaO_2>8kPa$，$PaCO_2>6kPa$，$pH<7.30$；④虽然$PaO_2>8kPa$，无明显CO_2潴留和酸中毒，但在氧疗中PaO_2呈进行性下降者，均为机械通气的指征，PEEP（呼气终末正压）是常用模式，PEEP是治疗ARDS的有效手段之一，它能扩张萎陷的肺泡，纠正V/Q比值失调，增加功能残气量和肺顺应性，有利于氧通过呼吸膜弥散，因而能有效提高PaO_2，改善动脉氧合，降低FiO_2。

（2）注意事项：①使用PEEP一般从0.3～0.5kPa开始，以后酌情增加，但最高不应超过1.76kPa；②注意吸气峰压（PIP）不应太高，以免影响静脉回流及心功能，减少气压伤的发生；③如PaO_2达到10.7kPa。$SaO_2\geqslant90\%$，FiO_2≤40%，且稳定12小时以上者，可逐步降低PEEP至停用。

近年来提出"可允许性高碳酸血症"通气（PHCV），是由于高气道压的危害，采取低于常规潮气量（8～12mL/kg）的小潮气量（4～7mL/kg）通气，允许一定的CO_2潴留（$PaCO_2$ 8.0～10.7kPa）和呼吸性酸中毒（pH7.25～7.30），可防止气压伤，避免肺损伤加重。目前临床以稍低的潮气量应用。

2.液体通气

利用全氟化碳液滴入气管，完全或部分代替空气进行呼吸。PFC有较高携CO_2能力，是肺内气体交换媒介。将全氟化碳填充至FRC（功能残气量）的水平，再以常规机械通气，临床试验表明，可改善气体交换，改善V/Q比值，降低肺表面张力，增加肺顺应性，增加存活率。

3.其他通气模式

（1）反比通气：延长吸气时间，使吸、呼时间比＞1，称反比通气。其结果是以吸气峰压下降，平均气道压升高，并用较低PEEP可达到良好氧合作用。反比通气应用于定压模式较多。意识清醒患者对此耐受性差，常需用镇静剂或肌松剂，因而只有在一定水平PEEP无效时，才考虑用反比通气。

（2）气道压力释放通气（APRV）：这是在交替出现的大于2个PEEP水平上的持续气道正压通气，一般认为可应用于轻症或早期ARDS患者。

（3）压力调节容积控制通气（PRVC）：采用连续监测、反馈调节及特殊的减速波形，使维持一定通气容积所耗压力有所减少，能减少气压损伤的发生，有一定优越性。

（4）体外膜氧合器：体外膜氧合器包括 ECMO、体外 CO_2 清除器（$ECCO_2R$）和血管内氧合器（IVOX）。一般认为单纯 ECMO 与常规机械通气相比，病死率并不降低，但是，ECM 结合低频正压通气用于 ARDS 治疗，可减少肺损伤，提高生存率。

（5）气管内吹气技术（TGI）：在机械通气基础上，经导管将一定流量的新鲜气体直接吹入肺内，增加氧合，促进 CO_2 排除，适用于高碳酸血症患者。

（6）高频通气（HFV）和高频射流通气（HFJV）：HFV 可降低峰气道压，减少肺损伤和气压伤，但氧合随平均气道压的下降而减少，HFJV 可明显增加氧合，但却增加平均气道压，减少静脉回流和心排血量。因其对 ARDS 的治疗并不比常规机械通气优越，监护其存活率无显著增加，故而不主张应用于ARDS。

（7）静脉内气体交换：以静脉内机械性气体交换装置来实施。IVOX 也可与低频 IRV 合用，以减少正压通气导致的气压伤。目前国外已应用到临床。

（三）药物治疗

1. 糖皮质激素

肾上腺糖皮质激素在 ARDS 中的应用，目前仍有很大争论。但认为它有以下积极作用。①保护肺毛细血管内皮细胞，防止白细胞、血小板黏附管壁，形成微栓塞；②维护肺泡Ⅱ型细胞分泌表面物质功能，保持肺泡稳定性；③抗感染和促使肺水肿吸收；④缓解支气管痉挛，减轻呼吸劳累症状；⑤抑制病程后期肺纤维化，减少后遗症，维护肺功能。临床糖皮质激素的应用以尽早、大量、短程为原则。地塞米松 30～40mg/d，或氢化可的松 300～400mg/d，或甲泼尼龙 40～80mg/d，连用 3～4 日。目前多不主张常规应用，但对多发性长骨、骨盆骨折、脂肪栓塞等并发 ARDS 或晚期防治肺纤维化，可早期应用甲泼尼龙。

2. 非皮质醇类抗感染药物

非皮质醇类抗感染药物主要包括前列腺素（PG）代谢的脂氧合酶和环氧

合酶通路抑制剂，如布洛芬、吲哚美辛和甲氯灭酸等。主要作用是对抗血栓素（TX）和白三烯（LT）的肺血管收缩作用，从而降低肺动脉压和血管外肺水含量，恢复生理性 V/Q 比值，改善心功能。NSAI 还可抑制 PMN 的游走和黏附功能，布洛芬可减少氧自由基的产生。PG 代谢产物与 ARDS 始动环节有关，因此，NSAI 必须早期给药，方可有效。注意因其抑制 PG 代谢，可造成肾功能损害。

3. 氧自由基清除剂和抗氧化剂

（1）蛋白性氧自由基清除剂：蛋白性氧自由基清除剂主要是一些特异的氧化酶，如超氧化物歧化酶（SOD）、过氧化氢酶（CAT）和谷胱甘肽过氧化酶等。在早产儿呼吸窘迫综合征和内毒素诱导的急性肺损伤等治疗中，应用 SOD 和 CAT 均有效。

（2）水溶性低分子氧自由基清除剂：黄嘌呤氧化酶（XO）能催化次黄嘌呤转变为黄嘌呤，同时产生 O_2^-，故有人用 XO 抑制剂别嘌呤醇治疗 ARDS。谷胱甘肽及其类似物 N-（2-巯基丙酰）甘氨酸和 N-乙酰半胱氨酸可减轻自由基损伤。二甲硫脲可清除羟自由基（·OH），甘露醇可作为氧自由基清除剂。最新报道，尿酸是最强有力的内源性氧自由基清除剂，其参与了人体肺组织的抗氧化反应。

第三章　急性上呼吸道阻塞

　　急性上呼吸道阻塞是威胁生命的最紧急的急症之一，如不及时处理，往往导致严重的后果，甚而窒息死亡。呼吸道阻塞的解除取决于对阻塞部位、病因以及阻塞程度的正确了解和判断，阻止空气通向肺部流动的病变一般分为三类：一是来自上气道管腔外部病变的压迫。由于颈筋膜层的分布，来自其他部位的炎症、脓液和血液等在气道周围积聚、扩展，压迫气道发生阻塞。二是气道壁的病变，这种情况最多，特别是小儿的急性上呼吸道的炎症，一旦发生阻塞，既紧急又危险。三是气道腔内的病变，如异物卡在声门上方或声带之间，可引起程度不同的喉阻塞的表现。

第一节　小儿急性气道阻塞

一、小儿急性喉炎

（一）病因病理

　　小儿急性喉炎多继发于鼻炎、咽炎、上呼吸道感染，可为流行性感冒、肺炎、麻疹、水痘、百日咳、猩红热等急性传染病的前驱疾病。

（二）临床表现

1.症状

　　小儿急性喉炎常见于 6 个月～3 岁的婴幼儿，由于小儿喉部的解剖特点，喉腔狭小，喉软骨柔软，会厌软骨舌面、杓状软骨、杓状会厌襞、室带和声门下区黏膜下组织松弛，黏膜淋巴管丰富，发炎后易肿胀发生喉阻塞，小儿咳嗽功能不强，不易排出喉部及下呼吸道分泌物，更使呼吸困难加重。因此，小儿急性喉炎的病情常比成人严重，若不及时诊治，可危及生命。

2.体征

（1）幼儿多见，起病急。

（2）可有不同程度的发热、声嘶、犬吠样咳嗽及吸气性喉鸣。

（3）咽喉部充血，假声带肿胀，声门下黏膜呈梭形肿胀。

（4）白天症状较轻，入睡后因喉部肌肉松弛，分泌物阻塞，致夜间症状加重。

（5）喉梗阻分为以下4度。

Ⅰ度：安静时如正常人，只在活动后才出现吸气性喉鸣及呼吸困难，肺呼吸音清晰，心率无改变。

Ⅱ度：安静时也出现喉鸣及吸气性呼吸困难，肺部听诊可闻喉传导音或管状呼吸音，心率较快。

Ⅲ度：除有Ⅱ度喉梗阻的症状外，患者因缺氧而出现烦躁不安、口唇发绀，恐惧及出汗，肺部听诊呼吸音明显降低，心音低钝，心率加快。

Ⅳ度：经过呼吸困难的挣扎后，渐呈衰竭、昏睡状态，由于无力呼吸，表现暂时安静，三凹征也不明显，但面色苍白发灰，肺部听诊呼吸音几乎完全消失，仅有气管传导音，心音钝弱，心率或快或慢，不规则。

3.体检

咽喉部充血，假声带肿胀，声门下黏膜呈梭形肿胀，根据病变的程度有时可出现喉鸣及吸气性呼吸困难，肺部听诊可闻喉传导音或管状呼吸音。

（三）检查方法

如做喉镜检查，可见喉黏膜充血、肿胀，声带也充血呈红色，上有扩张血管，声门常附有脓性分泌物，声门下黏膜肿胀向中间凸出而形成狭窄腔，根据其特有症状，如声嘶，喉喘鸣，"空空"样咳嗽声，吸气性呼吸困难诊断，必要时可进行喉镜检查。

（四）诊断

1. 与急性气管炎、支气管炎相鉴别

与急性喉炎基本相同，但病情更重，炎症范围深入到下呼吸道，肺部症状也较明显，支气管内分泌物若形成干痂，堵塞支气管下段，则可加重呼吸困难。

2. 与呼吸道异物相鉴别

呼吸道异物多见于小儿，有异物吸入史，发病多突然。X 线、直接喉镜及支气管镜可帮助诊断。

3. 与喉白喉相鉴别

喉白喉起病较缓慢，低热，全身中毒症状明显，脸色苍白，精神萎靡，脉细而速，咽部常有灰白色假膜，取分泌物检查可找到白喉杆菌。

（五）治疗

一般性治疗与成人急性喉炎相同。其要点包括以下 3 点。

（1）全身给以足量抗生素（青霉素，先锋霉素）。

（2）有轻度呼吸困难者，应加用激素类制剂，强的松龙 1～2mg/（kg·d），口服，如病情加重则静脉滴注地塞米松 0.2mg/（kg·d）；氢化可的松 4～8mg/（kg·d），同时给以氧气吸入和适量镇静剂。如激素滴注 1～2 小时无效者，应考虑气管切开术。

（3）禁用吗啡及阿托品类药物，以免抑制呼吸和使呼吸道黏膜干燥。

二、急性喉气管支气管炎

急性喉气管支气管炎是喉气管支气管黏膜弥散性炎症，为耳鼻咽喉科危重症之一，病死率很高，但自抗生素问世以来，病死率已明显下降。本病主要发生在 6 月至 6 岁的婴幼儿中，2 岁左右发病率最高，多见于男性儿童，常见于冬季。1823 年 Bland 首次在文献上报道，以后虽有相同报告不断发表，但命名较乱。直到 1924 年开始倡用急性喉气管支气管炎的诊断，后渐为大多数医生所接受。但目前文献上仍采用一些同义词，如假性哮吼、非白喉性哮吼、急性感染性哮吼等。

（一）病因

（1）本病多由副流感Ⅰ型病毒引起，但也有从同一患者身上分离到副流感Ⅱ型和Ⅲ型病毒。也有认为流感病毒是主要致病菌。

（2）细菌感染多认为是继发的，常见溶血性链球菌、葡萄球菌、肺炎链球菌、流行性感冒杆菌、绿脓杆菌等。这些都是非致病细菌，平时也存在于人体的上呼吸道，当受病毒感染后，局部防御力减弱和全身抵抗力降低时，这些细菌乘虚侵入黏膜，引起病变。

（二）病理

根据病理可分为两种类型。

1.急性阻塞性喉气管支气管炎

急性阻塞性喉气管支气管炎又名假性哮喘症、流行性感冒性哮吼症、传染性急性喉气管支气管炎。声门下、喉、气管、支气管黏膜呈急性弥散性充血肿胀。声门下区受影响最严重，因此可产生气道阻塞。另外，黏膜上皮糜烂，大面积脱落形成溃疡，黏膜下层受侵发生蜂窝织炎，继而化脓、坏死。分泌物初为浆液性后转为黏液性、黏脓性，有时为血性呈糊状或黏膜状极难咳出，易加重呼吸道阻塞。

2.急性纤维蛋白性喉气管支气管炎

急性纤维蛋白性喉气管支气管炎又名纤维蛋白性喉气管支气管炎、急性假膜性坏死性喉气管支气管炎。病变开始以急性阻塞性喉气管支气管炎为主，继而侵犯喉气管支气管深层黏膜形成大块或筒状痂皮及假膜，重者软骨暴露发生软骨软化。因黏膜下病变严重，组织中溢出的血浆、纤维蛋白与细胞成分凝结成干痂及假膜，假膜可自行脱落造成窒息，病死率高。

（三）临床表现

本病的特点是发病急，症状重，常有高热，多在夜间发病。部分病例发生于各种急性传染病后，一般于天冷时较多。先有上呼吸道感染的症状，继而出现哮吼性干咳、呼吸有喘鸣音。阻塞性呼吸困难，先是吸入性，然后由于炎症深入下呼吸道，分泌物结成痂块不易咯出，呼吸困难呈混合性，不论呼气或吸气均可出现喉喘鸣和呼吸困难。随着病情的进展，患者烦躁，声嘶，出冷汗，面色苍白，唇指发绀，最后中毒症状明显，病情险恶，预后不良。肺部听诊，两肺呼吸音粗糙，有干、湿性啰音。

（四）处理原则及具体措施

1. 气管切开术

在有明显的喉气管阻塞症状，下呼吸道分泌物不易咯出，特别是气管内有痂皮、纤维蛋白膜形成时，应及时进行气管切开术。必要时可经气管切开口插入支气管镜，用异物钳子钳出和吸除异物。

2. 气管内插管术

有严重呼吸困难的患儿的治疗中，气管切开之前，最好先进行气管内插管。这样，一方面建立了畅通的通气道，另外可以及时清除下呼吸道的分泌物，改善患儿全身情况，然后再进行气管切开术，较为安全。

3. 应用人工呼吸器

对窒息的患儿，经上述方法处理后，可加用人工呼吸器，恢复呼吸。

4. 其他

（1）使用足量抗生素和类固醇激素，控制炎症。

（2）保证足够的水分和营养，重视全身支持疗法和保护心脏功能。

（五）小结

急性喉气管支气管炎是耳鼻咽喉科急危重症之一，多在夜间发病，突然剧咳、高热、呼吸困难、声音嘶哑。呼吸困难先是吸入性，继续发展成为双重性，即吸气、呼气皆困难，烦躁不安、出冷汗、面色苍白、唇指发绀，严重者呼吸衰竭死亡。本病应与白喉、支气管哮喘、急性会厌炎、呼吸道异物相区别。在严重呼吸困难的情况下，抢救时可以先进行气管内插管或进行支气管镜检查，吸除或钳取黏稠的分泌物和干痂，然后再进行气管切开术较为安全。

三、白喉

白喉（diphtheria）是白喉杆菌引起的急性传染病，其临床特征是咽、喉、鼻等处形成假膜，全身表现中毒症状如发热、乏力、恶心、呕吐，头痛等，严重者可并发心肌炎和神经瘫痪。

（一）病因病理

白喉杆菌在易感者的上呼吸道（通常为咽部）黏膜表层组织内或体表皮肤内繁殖，分泌外毒素，外毒素渗入局部及周围组织，引起组织坏死和急性假膜性炎症，从血管渗出的液体中含有易凝固的纤维蛋白，将炎性细胞、黏膜坏死组织和白喉杆菌凝固在一起而形成假膜；假膜呈灰白色，边缘较整齐，假膜与黏膜下组织紧密粘连，不易拭去，少数患者的病变可侵入深层组织而形成溃疡面，喉、气管及支气管黏膜上皮具有纤毛，形成的假膜和黏膜粘连不紧，易从气管切口处喷出。

白喉外毒素在局部吸收后，经淋巴和血液散布于全身各组织，与细胞结合引起病变，其中以心肌、末梢神经最敏感，肾脏和肾上腺皮质等处病变也较显著。外毒素吸收量与假膜的部位和广泛程度有关，咽部最易吸收，扁桃体次之，喉及气管最少，假膜越广泛，吸收的毒素量也越大。毒素和组织结合开始时松弛，时间越长结合越牢固，也就不易为抗毒素所中和。白喉杆菌一般停留于局部病灶，不进入血液，偶尔可到达局部淋巴结。

（二）临床表现

早期心肌呈水肿，浊肿及脂肪变性，继而有多发性、灶性坏死，细胞浸润及肌纤维断裂，心传导束也可有病变，末梢神经呈中毒性神经炎状，神经髓鞘发生脂肪变性，神经轴随后断裂，以眼、腭、咽、喉及心脏等神经的损害为最常见。肾有浊肿，肾小管上皮脱落，肝有脂肪浸润和肝细胞坏死，肾上腺充血，浊肿，偶可见小出血点。

白喉可分为四种类型，按发生率高低依次为咽白喉、喉白喉、鼻白喉和其他部位的白喉，成人和年长儿童以咽白喉居多，其他类型的白喉较多见于幼儿。

1. 咽白喉

（1）轻型：发热和全身症状轻微，扁桃体稍红肿，其上有点状或小片状假膜，数日后症状可自然消失，易误诊为急性扁桃体炎，在白喉流行时应加注意。

（2）一般型：逐渐起病，有乏力，食欲缺乏，恶心，呕吐，头痛，轻至中度发热和咽痛，扁桃体中度红肿，其上可见乳白色或灰白色大片假膜，但范围仍不超出扁桃体。有时假膜带黄色，若混有血液，则呈暗黑色，假膜开始较薄，边缘较整齐，不易剥去，若用力拭去，可引起小量出血，并在 24 小时内又形成新的假膜。

（3）严重型：扁桃体和咽部水肿、充血明显，假膜在 12～24 小时内蔓延成大片，除扁桃体外，也波及腭弓、上颚、腭垂、咽后壁和鼻咽部，甚至延及口腔黏膜。口腔有腐臭味，颈淋巴结肿大，甚至可出现淋巴结周围炎，颈部肿大如"牛颈"。咽白喉的咽部疼痛大多不显著，全身中毒症状严重者可有高热或体温不升，烦躁不安，呼吸急促，面色苍白，呕吐，脉细速，血压下降，或有心脏扩大，心律失常，也有出血、血小板降低等危重症状。

2. 喉及气管支气管白喉

大多由咽白喉扩散至喉部所致，也可为原发性，多见于 1～5 岁小儿。起病较缓，伴发热，咳嗽呈"空空"声，声音嘶哑，甚至失音，同时由于喉部有假膜，水肿和痉挛而引起呼吸道阻塞症状，吸气时可有蝉鸣音，严重者吸气时可见"三四征"。患者呈现惊惶不安和发绀，喉镜检查可见喉部红肿和假膜，假膜有时可伸展至气管和支气管，严重者细支气管内也有假膜形成。

3. 鼻白喉

鼻白喉少见。相对前鼻部白喉而言，后鼻部白喉乃咽白喉的一部分。鼻白喉可单独存在，或与喉白喉、咽白喉同时存在，多见于婴幼儿，原发于鼻部者较多。病变范围小，全身症状轻微，主要表现为浆液血性鼻涕，以后转为厚脓涕，有时可伴鼻衄，常为单侧性，鼻孔周围皮肤发红，糜烂及结痂，鼻前庭或中隔上可见白色假膜，未经治疗者常迁延不愈。

4. 皮肤或伤口白喉（cutaneous of wound diphtheria）

皮肤或伤口白喉不多见，系皮肤或黏膜直接或间接感染而得，本型症状虽不重，但病程迁延，且易于传播白喉。

5. 其他

外阴、脐、食管、中耳、眼结膜等处偶尔可发生白喉，局部有炎症和假膜，常伴继发感染，全身症状轻。国内曾有报道，慢性型白喉病程1～3个月，此种病例虽不多，但在疾病传播上有其重要性。

白喉的诊断主要依靠病史和临床症状，患者大多未接受过白喉预防接种，有与白喉患者接触史，临床表现有假膜，且不易和黏膜下组织分离，鼻、咽处有假膜者可做涂片检查，如发现有状似白喉杆菌者可初步拟诊为白喉；若培养找到白喉杆菌，基本上可以确诊，如培养阳性而临床诊断有怀疑时，应做细菌毒力试验，以助鉴别。早期治疗极为重要，凡临床症状提示白喉可能性大者，可不必等待培养结果而直接开始抗毒素治疗，培养阴性者不能完全排除白喉可能。

（三）鉴别诊断

1. 咽白喉需和下列疾病鉴别

（1）急性扁桃体炎：起病急，热度高，扁桃体红肿，咽痛明显；分泌物较薄，色较淡，仅限于扁桃体，拭之容易剥落。

（2）鹅口疮：热度不高，有白色片状块物附着于口腔黏膜，可蔓延至咽部，白膜松，易剥离，病变范围虽可很广泛，但中毒症状不显著。

（3）溃疡膜性咽炎：咽部有坏死性溃疡和假膜，常伴齿龈炎，易出血，口腔有恶臭，咽拭子涂片可找到梭形杆菌和螺旋体。

（4）传染性单核细胞增多症：扁桃体上有白膜，消退慢，涂片和培养无白喉杆菌，白喉抗毒素治疗无效，周围血液中有异常淋巴细胞，嗜异性凝集试验可呈阳性，特异性抗体全阳性。

2. 喉白喉需和下列疾病鉴别

（1）急性喉炎：儿童期的急性喉梗阻大多是由急性喉炎、麻疹并发喉炎和喉白喉所引起，麻疹并发喉炎者有麻疹史；急性喉炎起病急，突然呼吸困难，由于原发性喉炎患者的咽部无假膜，故出现喉梗阻时不易确认；如有白膜自气管切口处喷出，则应考虑白喉的诊断。

（2）气管内异物：有异物吸入史，当异物吸入时有剧烈咳嗽，以后咳嗽呈阵发性，无假膜发现，胸透时常可见局限性肺气肿或肺不张。

3.鼻白喉需和下列疾病鉴别

（1）鼻腔内异物：常为一侧性，检查时可发现鼻腔内有异物而无假膜。

（2）先天性梅毒：常伴有其他梅毒症状，鼻腔内有溃疡而无白膜，血清华康氏反应阳性。

（四）治疗

白喉（diphtheria）是白喉杆菌引起的急性传染病。应以预防为先。

1.控制传染源

若有发现已感染该病的病患，应及时隔离至全身和局部症状消失，鼻咽或其他病灶的培养连续二次阴性为止。患者的呼吸道分泌物用双倍量的5%煤酚皂（来苏）或石炭酸处理一小时，污染的衣服和用具煮沸15分钟，或用5%煤酚皂或石炭酸浸泡1小时。

2.注意个人卫生

外出回家需勤洗手、洗净衣物。

3.一般治疗

患者应注意休息，避免劳累。卧床一般不少于3周，假膜广泛者延长至4~6周。要注意口腔和鼻部卫生。

4.抗生素治疗

抗生素能抑制白喉杆菌生长从而阻止毒素的产生。常选用青霉素，约需7~10天，用至症状消失和白喉杆菌培养转阴为止。对青霉素过敏者或应用青霉素1周后培养仍是阳性者，可改用红霉素，剂量为40mg/（kg·d），分四次口服或静脉给药，疗程同上。羟氨苄青霉素、利福平等也可能有效。

5.抗毒素治疗

抗毒素可以中和游离的毒素，但不能中和已结合的毒素。在病程初3日内应用者效果较好，以后疗效即显著降低，故应尽量早用。剂量取决于假膜的范围、部位及治疗的早晚。咽白喉假膜局限在扁桃体者给2万～4万U；假膜范围广泛，中毒症状重者给4万～10万U；喉白喉和鼻白喉患者给1万～3万U。发病3日后方治疗者剂量加倍。抗毒素可以肌内注射或稀释后静脉滴注，一次给完。24小时后病变继续扩大者可再以同量肌内注射1次，注射抗毒素前应询问过敏史，并进行皮肤过敏试验，试验阴性者方可应用，阳性者按脱敏法给予。

6. 心肌炎的治疗

患者应卧床休息，烦躁者给以镇静剂。可用强的松龙20～40mg/d，每天4次口服，症状好转后逐渐减量。严重患者可用三磷酸腺苷（ATP）20mg，辅酶A50U，溶于5%～10%葡萄糖溶液50～100mL中静脉滴注。

7. 神经麻痹的治疗

吞咽困难者用鼻饲。

8. 喉梗阻的治疗

对轻度喉梗阻者需密切观察病情的发展，随时准备气管切开术。呼吸困难较重，出现三凹症时，应即进行气管切开，并在切开处钳取假膜，或滴入胰蛋白酶或糜蛋白酶以溶解假膜。

9. 白喉带菌者的处理

先做白喉杆菌毒力试验，阳性者隔离，并用青霉素或红霉素治疗，剂量同前，不必用抗毒素。培养连续3次阴性后解除隔离，对顽固带菌者可考虑扁桃体摘除。白喉恢复期带菌者如需做扁桃体摘除，必须在痊愈后3个月，心脏完全正常时进行。

10. 怀疑带菌者需做以下检查

（1）培养和毒素试验均阳性者作为白喉病例处理应隔离观察，并用青霉素治疗，一旦出现症状即用抗毒素。

（2）培养阳性、毒素试验阴性者作为白喉病例处理。

（3）培养和毒素试验均阴性者可解除留察。

（4）培养阴性、毒素试验阳性者，应立即给予预防接种。

第二节 喉气囊肿

喉气囊肿又名喉膨出、喉憩室或喉气性疝，为喉室小囊的异常扩张，含气体，婴幼儿喉室小囊较大，一般为6～8mm，少数可达到10～15mm，小囊过大者，名为先天性喉气囊肿。成人喉气囊肿的形成多因喉室小囊先天性异常加之慢性咳嗽、吹号、举重、喉肿瘤等，使喉室小囊内压力增大扩张所致。

一、病因

喉室小囊起自喉室的前端，向上位于甲状软骨与会厌软骨根部之间，婴幼儿喉室小囊较大，一般为6～8mm，少数达到10～15mm，小囊甚大者，称为先天性喉气囊肿。

喉气囊肿形成的原因包括以下3点。

（1）小囊先天性异常。

（2）喉内压增高，如慢性咳嗽、吹号、吹玻璃或举重等，使喉室小囊内压力增大，逐渐扩张，形成喉气囊肿。

（3）喉室小囊口水肿狭窄，呈活瓣作用，进气不能逸出，使小囊扩大而形成气囊肿。

二、临床表现

喉外型囊肿和混合型囊肿的诊断主要根据症状，若颈部有囊性突起，触之软且可压缩，用力屏气时体积增大，穿刺抽吸有气体，诊断即可明确。喉内型囊肿的诊断比较困难，必须在直接喉镜下仔细观察，肿物的体积随呼吸改变，吸气时缩小，用力鼓气时增大为主要特征，如以直接喉镜或探针等器械压迫，肿物逐渐缩小，诊断可确立，颈部X线摄片可帮助诊断，肿物处有一圆形透亮区，侧位片检查喉内型囊肿较清楚，正位片检查喉外型囊肿较好。

开始时多无症状，待生长到较大时出现症状，喉内型囊肿最常见的症状为发声改变，发音不清，声嘶或无声，常伴有咳嗽。有的患者在说话前先呃气，以利用咽肌收缩将气囊肿中的气体排出。气囊肿大者可有喉鸣，呼吸困难，囊肿若有感染则有疼痛，喉部压痛，呼吸有臭味，若有分泌物进入喉内，可致剧烈咳嗽。喉外型囊肿症状主要为颈部有一圆形突起的肿物，时大时小，触之甚软，用手挤压可见缩小并可闻及泄气声，皮肤颜色正常，无粘连或压痛，但有感染时则局部红肿，压痛，混合型具有以上两型的症状。

三、分型

喉气囊肿分为喉内、喉外和喉内外混合三型。

气囊肿位于喉内者为喉内型囊肿，此型又有两种，一种自喉室突出，将喉室带推向上，遮住同侧声带，甚至伸延至对侧，梗阻声门；另一种从会厌皱襞突起，使同侧喉变形，甚至有的向上伸延至舌根部，位于会厌谷处。

气囊肿出现于颈部者为喉外型囊肿。喉外型多从甲状舌骨膜喉上神经和血管处穿出，位于舌骨下胸锁乳突肌前缘，但也有自环甲膜穿出，位于甲状软骨下方者。

混合型为气囊肿同时出现于喉内和颈部，在甲状舌骨膜处有一峡部相连，许多学者认为没有单纯的喉外型，因喉气囊肿皆来源于喉室小囊，喉内必有一部分，不过较小未发现而已。

四、处理原则及具体措施

（1）有呼吸困难者，应立即刺破囊肿或作气管切开术。如有并发感染，不论有无喉梗阻症状，除给抗生素治疗外，必须密切观察，必要时进行气管切开术。

（2）喉外型囊肿采用颈外切除治疗方法，其步骤如下：在局麻状态下，于舌骨和甲状软骨之间气囊肿最突起处，做一横切口，剥离囊肿，直到甲状舌骨膜处，在此处结扎，然后切除。

（3）喉内型囊肿的治疗方法较多，目前多主张颈外切除法。先在局麻下进行气管切开术，以后用硫苯妥钠静脉麻醉，在患侧甲状软骨上缘自颈正中线至胸锁乳突肌前缘做一横切口，将颈部肌肉纵向分开，暴露一侧甲状软骨和甲状舌骨膜。因气囊肿常位于舌骨的后上方，需将一部分舌骨切除。先将舌骨下肌切断翻向下，暴露舌骨，将其中段切断取出，然后切开甲状舌骨膜，并向两侧牵开以暴露囊肿。此时应注意避免损伤喉上神经和血管。仔细地将囊肿自杓状会厌皱襞剥出，而不进入喉腔内。囊肿多向下至喉室，需将甲状软骨上缘进行"V"形切除，以剥离至囊肿的根部。尽量在近喉室处将囊肿根部结扎，并切除。然后分层缝合并放入引流条，第二天取出。

第四章　内分泌科疾病

第一节　原发性醛固酮增多症

一、概述

原发性醛固酮增多症（简称原醛症）是指肾上腺皮质发生病变（大多为腺瘤，少数为增生）使醛固酮分泌增多，导致水钠潴留，血容量扩张，从而抑制了肾素—血管紧张素系统，以高血压、低血钾、肌无力、夜尿多为主要临床表现的一种综合征。

原醛症的主要病理生理变化为醛固酮分泌增多，肾素活性被抑制，引起高血压、低血钾、肌无力、周期性瘫痪，血钠浓度升高，细胞外液增多，尿钾排出相对过多，二氧化碳结合力升高，尿 pH 为中性或碱性。原醛症患者之所以醛固酮分泌增多，肾上腺皮质腺瘤是一个主要原因，而且占原醛症病因的大多数，其次是增生，再其次是癌。

二、诊断要点

（一）临床表现

1.高血压

高血压为最早出现的症状，一般不呈恶性演变，但随病情进展血压渐高，大多数在 22.7/13.3 kPa（170/100 mmHg）左右，高时可达 28.0/17.3 kPa（210/130 mmHg）。

2.神经肌肉功能障碍

（1）肌无力及周期性瘫痪较为常见，一般来说，血钾越低，肌肉受累越重，常见诱因为劳累，或服用氢氯噻嗪、呋塞米等促进排钾的利尿药。麻痹多累及下肢，严重时累及四肢，也可发生呼吸困难、吞咽困难。麻痹时间短者数小时，长者数日或更久。补钾后麻痹即暂时缓解，但常复发。

（2）肢端麻木、手足抽搐。在低钾严重时，由于神经肌肉应激性降低，手足抽搐可较轻或不出现，而在补钾后，手足抽搐往往明显。

3.肾脏表现

（1）因大量失钾，肾小管上皮细胞空泡变性，浓缩功能减退，伴多尿，尤其夜尿多，继发口渴、多饮。

（2）常易并发尿路感染。

4.心脏表现

（1）心电图呈低血钾图形：R-T间期延长，T波增宽、降低或倒置，U波明显，T、U波相连或成驼峰状。

（2）心律失常：较常见者为过早搏动或阵发性室上性心动过速，严重时可发生心房颤动。

（二）实验室检查

1.血、尿生化检查

（1）低血钾：大多数患者血钾低于正常，一般在2～3 mmol/L，严重者更低。低血钾往往呈持续性，也可为波动性，少数患者血钾正常。

（2）高血钠：血钠一般在正常高限或略高于正常。

（3）碱血症：血 pH 和 CO_2 结合力为正常高限或略高于正常。

（4）尿钾高：在低血钾条件下（低于 3.5mmol/L），每日尿钾仍在 25mmol/L 以上。

（5）尿钠排出量较摄入量少或接近平衡。

2.尿液检查

（1）尿 pH 为中性或偏碱性。

（2）尿常规检查可有少量蛋白质。

（3）尿比重较为固定而减少，往往在 1.010～1.018，少数患者呈低渗尿。

3. 醛固酮测定

（1）尿醛固酮排出量：正常人在普食条件下，均值为 21.4 nmol/d，（范围在 9.4～35.2 nmol/L，放射免疫法测定），本症中高于正常。

（2）血浆醛固酮：正常人在普食条件下（含钠 160 mmol/d，钾 60 mmol/d）平衡 7 天后，上午 8 时卧位血浆醛固酮为（413.3±180.3） pmol/L，患者明显升高。

醛固酮分泌的多少与低血钾程度有关，血钾低时，醛固酮增高常不明显，这是因为低血钾对醛固酮的分泌有抑制作用。另一特征是血浆肾素-血管紧张素活性降低，而且在用利尿剂和直立体位兴奋后也不能显著升高。若为继发性醛固酮增多症，则以肾素-血管紧张素活性高于正常为特征。

4. 肾素、血管紧张素 II 测定

患者血浆肾素、血管紧张素 II 基础值降低，有时在可测范围下。正常参考值前者为（0.55±0.09） pg/（mL·h），后者为（26.0±1.9） pg/mL。经肌内注射呋塞米（0.7 mg/kg）并在立位 2h 后，正常人血浆肾素、血管紧张素 II 较基础值增加数倍，兴奋参考值分别为（3.48±0.52 ）pg/（mL·h）及（45.0±6.2 ）pg/mL。原醛症患者兴奋值较基础值只有轻微增加或无反应。醛固酮瘤中肾素、血管紧张素受抑制程度较特发性原醛症更显著。

5. 24 小时尿 17-酮类固醇及 17-羟皮质类固醇

两者一般正常。

6. 螺内酯试验

螺内酯可拮抗醛固酮对肾小管的作用，每日 320～400 mg（微粒型），每日 3～4 次，口服，历时 1～2 周，可使本症患者的电解质紊乱得到纠正，血压往往有不同程度的下降。若低血钾和高血压是由肾脏疾患所引起者，螺内酯往往不起作用。此试验有助于证实高血压、低血钾是由于醛固酮过多所致，但不能根据此试验鉴别为原发性或继发性。

7. 低钠、高钠试验

（1）对疑有肾脏病的患者，可作低钠试验（每日钠摄入限制在 20 mmol），本症患者在数日内尿钠下降到接近摄入量，同时低血钾、高血压减轻，而肾脏患者因不能有效地潴钠，可出现失钠、脱水。低血钾、高血压则不易纠正。

（2）对病情轻、血钾降低不明显的疑似本症患者，可作高钠试验，每日摄入钠 240 mmol。若为轻型原发性醛固酮增多症，则低血钾变得更明显。对血钾已明显降低的本症患者，不宜进行此试验。

三、诊断标准

（一）临床症状

（1）高血压。
（2）低钾血症。
（3）四肢麻痹、手足抽搐、多饮、多尿。

（二）检查所见

（1）血浆肾素活性（PRA）受抑制及下述 A、B 任何一项刺激试验无反应。①呋塞米 40～60 mg 静脉注射，立位 30～120 分钟；②减盐食（10 mEq/d）4 天，再保持立位 4 小时。
（2）血浆醛固酮浓度（PAC）或尿醛固酮排泄量增多。
（3）尿 17-羟皮质类固醇及 17-酮类固醇排泄量正常。
（4）肾上腺肿瘤定位诊断：①腹膜后充气造影；②肾上腺静脉造影；③肾上腺扫描（^{131}I 胆固醇、CT）；④肾上腺或肾静脉血中醛固酮含量测定。

四、鉴别诊断

对于有高血压、低血钾的患者，除本症外，还要考虑以下一些疾病。

（1）原发性高血压患者因其他原因如服用氢氯噻嗪、呋塞米或慢性腹泻等而导致低血钾者。
（2）肾缺血而引起的高血压，如急进性原发性高血压、肾动脉狭窄性高血压，患这些疾病的一部分患者可因继发性醛固酮增多而合并低血钾，但患者的血压一般较本症患者更高，进展更快，可伴有明显的视网膜损害。此外，此组高血压患者往往有急进性肾衰竭的临床表现，伴氮质血症、酸中毒等。肾动脉狭窄患者中部分可听到肾区血管杂音，放射性肾图、静脉肾盂造影、分测肾功能显示一侧肾功能减退。这类患者血浆肾素活性高，对鉴别诊断很重要。

（3）失盐性肾病（失钾性肾病）：通常由于慢性肾盂肾炎所致，往往有高血压、低血钾，患者肾功能损害较明显，尿钠排出量较高，常伴有脱水。血钠不高反而偏低，无碱中毒，往往呈酸中毒。低钠试验显示肾不能保留钠。

（4）分泌肾素的肾小球旁细胞的肿瘤（肾素瘤）：分泌大量肾素，可引起高血压、低血钾。但患者的年龄较轻，而高血压严重，血浆肾素活性高，血管造影可显示肿瘤。

（5）肾上腺其他疾病：皮质醇增多症，尤其以腺癌和异位 ACTH 综合征所致者，可伴明显低血钾，临床症群可助鉴别诊断。

（6）先天性 11β-羟类固醇脱氢酶（11β-HSD）缺陷：先天性 11β-羟类固醇脱氢酶（11β-HSD）缺陷为近年确认的一种新病种。临床表现近似原发性醛固酮增多症，包括严重高血压、明显的低血钾性碱中毒，多见于儿童和青年人。可发生抗维生素 D 的佝偻病和由于盐皮质激素所致的高尿钙。此病用螺内酯治疗有效，用地塞米松治疗也可奏效。发病机制为先天性 11β-羟类固醇脱氢酶缺陷，患者 17-羟基游离皮质醇排量较正常低，但血浆皮质醇正常。此外，尿中皮质素（可的松）代谢物/皮质醇（氢化可的松）代谢物比值降低。

五、治疗

原醛症的治疗分手术治疗及药物治疗两方面。

（一）手术治疗

如醛固酮瘤，单侧腺瘤者术后可使 65% 的患者完全治愈，其余患者也可获好转。如双侧肾上腺皮质增生患者，螺内酯治疗效果不佳，则肾上腺全切除或次全切除也不能使血压下降。临床上诊断为特发性醛固酮增多症的，经肾上腺手术后其醛固酮分泌过多可能得到纠正，低肾素活性仍存在，血压可能有所下降，但达不到正常水平，有时高血压仍持续不降。因此不少人主张，这一类型的醛固酮增多症不适合肾上腺外科手术。

（二）药物治疗

对肾上腺皮质增生所致的原醛症，近年来趋向于用药物治疗。

（1）螺内酯（Spironolactone）：螺内酯可能是治疗醛固酮分泌增多症患者最有效的药，它作为竞争抑制剂，竞争与醛固酮有关的细胞溶质受体。因此，在靶组织上有对抗盐皮质激素的作用。螺内酯也是一种抗雄激素和孕激素的药物，这可以解释它的许多不良反应，性欲减退、乳房痛和男子女性型乳房可发生在50%或更多的男性。而月经过多和乳房痛可发生于服药妇女。这样的不良反应将有碍于螺内酯的长期使用，特别是年轻的男女，螺内酯的剂量范围从每天 1 次 50 mg 到每天 2 次 100 mg。

（2）阿米洛利（Amiloride，氨氯吡咪）或氨苯蝶啶（triamterene，三氨蝶呤）也可以对抗醛固酮对肾小管的作用，这些制剂是通过抑制钠的重吸收和钾的排泄，通过对肾小管细胞的直接作用，而不是竞争醛固酮的受体。这可以解释为什么氨苯蝶啶和阿米洛利比螺内酯的抗高血压作用要小。

（3）钙通道阻滞剂：如硝基吡啶（Nitropyridine，心痛定，利心平）也是治疗醛固酮增多症患者有效的药物，它除了抗高血压作用外，还可减少醛固酮的生成。

（4）氨基导眠能：氨基导眠能也可抑制醛固酮的合成，治疗原醛症有一定疗效。

六、治疗提示

腺瘤的根除方法为手术切除。特发性增生型患者虽可做大部分肾上腺切除术（一侧切除，另一侧切除大部分），但手术疗效差，目前趋向于药物治疗，有时难以确定为腺瘤或增生，需做手术探查。

第二节 腺垂体功能减退症

腺垂体功能减退症（hypopituitarism）是一种或数种腺垂体激素分泌不足或缺失所导致的综合征。垂体分为 2 个部分：前叶和后叶。后叶为神经垂体，本身不合成激素，但是分泌由下丘脑合成的 2 种激素——血管升压素和缩宫素。前叶即腺垂体，分泌促甲状腺激素（TSH）、促卵泡激素（FSH）、促黄体生成素（LH）、生长激素（GH）、促肾上腺皮质激素（ACTH）、泌乳素（PRL），作为沟通下丘脑和靶腺的桥梁，受下丘脑调控并影响全身内分泌腺体功能。

典型的腺垂体功能减退症不难诊断，但症状和体征在轻症时不明显或没有特征，很容易被忽略，多以疲乏无力或异常的精神状态就医。垂体功能减退也可能是无法解释的异常检验数据和生命体征危险的原因。

一、病因

腺垂体功能减退的病因主要是下丘脑病变和垂体本身病变。由下丘脑损伤所致，则为继发性腺垂体功能减退；如病变发生在垂体，则属原发性腺垂体功能减退。此外，若垂体柄损伤，切断了两者间的联系，也导致该症发生。

（一）肿瘤

垂体肿瘤是造成该症最常见的原因，约占该病的 50%。体积较大的腺瘤压迫周围正常垂体组织，垂体前叶分泌激素的细胞遭到破坏，发生功能失调，破坏可殃及部分或全部垂体激素。若肿瘤向上生长，下丘脑因受压迫或损伤可造成继发性功能减退。此时，下丘脑的调节激素不足或缺失，干扰了垂体前叶激素的正常分泌。此外，若压迫到垂体柄，也可造成腺垂体功能减退。

虽然尸检和磁共振成像检查表明垂体腺瘤的患病率为10%～20%，但是表现出临床症状者极为罕见。

下丘脑及其邻近区域的肿瘤如颅咽管瘤等，可压迫下丘脑，引起腺垂体激素释放激素分泌减少，导致腺垂体功能减退。

（二）腺垂体缺血坏死

缺血性损伤很早即被认为是腺垂体功能减退症的原因之一。最典型的例子即为希恩综合征。怀孕期间，由于泌乳素细胞增生和肥大，使得垂体体积增加。当血容量减少时，向垂体供血的血管收缩，继而发生痉挛，导致垂体坏死。坏死的程度取决于出血的多少。30%经历过产后出血的女性会患上不同程度的垂体功能减退。这些患者还可能患有肾上腺功能不足、甲状腺功能减退、闭经、尿崩症和哺乳障碍（缺少乳汁）。

（三）外伤

严重头颅外伤可导致垂体前叶功能不足和尿崩症。有闭合性脑外伤史者应给予重视。脑外伤患者在损伤后3个月乃至12个月内会伴有一定程度的垂体功能减退。几乎所有由此造成的垂体功能不足患者都曾在创伤后出现过意识丧失，且大约半数患者伴随颅骨骨折。

其他原因还包括自身免疫性疾病、浸润性疾病、放射治疗损伤、感染等。此外，生理或心理状态会扰乱调节激素的合成和分泌，从而影响下丘脑垂体轴。

二、临床表现

临床表现与垂体激素原发性缺乏或靶腺体功能不足密切相关。症状出现与否及严重程度取决于激素缺乏的程度和速度。垂体功能减退通常会合并数种激素缺乏，但很少累及全部垂体激素。而腺靶激素分泌不足可认为是靶器官继发性功能缺乏。临床表现根据激素缺乏的种类，表现为下丘脑-垂体-肾上腺轴、下丘脑-垂体-甲状腺轴、下丘脑-垂体-性腺轴功能减退，并涉及生长发育及乳汁分泌。不仅如此，原发病灶如垂体肿瘤，会引起头痛、视神经受压、眼球运动障碍等，进一步侵犯下丘脑可出现类似下丘脑综合征反应。

（一）促性腺激素缺乏

由促性腺激素缺乏引起的性功能异常远较其他激素缺乏常见。绝经前女性促性腺激素缺乏可表现为月经紊乱，可从规律的无排卵月经直到绝经。此外，可见潮热、乳房萎缩、性欲减退、阴道干燥和性交困难、阴毛和腋毛脱落、外阴及子宫萎缩，尤以希恩综合征表现明显。绝经后女性通常表现为头痛或视觉异常，原因在于激素缺乏或肿瘤损伤。男性患者常表现为性欲减退、不同程度的勃起障碍、精液减少、肌肉无力和疲乏倦怠。长期性腺功能减退的男性患者出现头发稀疏、睾丸变软、乳房女性化。青春期前发病的患者依激素缺乏的程度可表现为青春期发育延迟或发育不全。此外，低 FSH、LH 和雌激素水平致骨密度降低，增加了患骨质疏松的风险，应引起注意。

（二）ACTH 不足

ACTH 不足的特征在于皮质醇的分泌下降。醛固酮分泌不受影响是因为其分泌不受 ACTH 调节，而取决于肾素-血管紧张素系统。ACTH 缺乏的症状和体征严重时很可能是致命的，具体包括肌痛、关节痛、疲劳、头痛、体重下降、食欲缺乏、恶心、呕吐、腹痛、精神或意识状态改变、皮肤皱缩、腋毛和阴毛稀疏、慢性贫血、稀释性低钠血症、低血糖、低血压乃至休克。该症的症状和原发性肾上腺功能不全几乎相似，但该症无色素沉着且多无低血钠、高血钾发生。

（三）TSH 缺乏

由 TSH 分泌减少所致的继发性甲状腺激素缺乏，表现出与原发性甲状腺功能减退相似的症状，仅病情较轻微。TSH 缺乏的症状和体征包括疲劳、虚弱、体重增加、皮下组织增厚、便秘、怕冷、精神状态改变、记忆力衰退及贫血等，偶可有幻觉、躁狂等精神症状。体格检查可能会发现心动过缓、深肌腱反射延缓及眶周水肿。先天性患者类似克汀病，身材矮小、智力低下，发育不全。

（四）GH 缺乏

单纯性生长激素缺乏，以儿童期最为常见，可引发侏儒症，但体型比例均匀。在成人，则不会造成明显改变，多不易觉察。表现为虚弱、伤口不愈、运动耐力下降和不愿交际。此外，GH 缺乏也导致肌肉减少和脂肪增加，由于发展缓慢，也不易发觉。由于缺乏 GH 的糖异生作用，拮抗胰岛素的效应下降，患者可能会出现空腹低血糖。

（五）PRL 缺乏

PRL 缺乏非常罕见。肿瘤生长致使 PRL 合成下降，继而影响乳汁分泌。这些肿瘤仅在产后才表现得明显。任何影响下丘脑、垂体柄的病变都会减弱由下丘脑分泌的多巴胺对垂体 PRL 的正常抑制作用，导致 PRL 反跳性增高，出现高泌乳素血症，表现为溢乳、月经紊乱、性功能减退。

值得警惕的是垂体功能减退危象。各种应激如感染、腹泻、寒冷、急性心肌梗死、脑血管意外、手术、外伤等，均可在全垂体功能减退的基础上诱发垂体危象。临床表现多样，可出现高热、循环衰竭、休克、呕吐、头痛、抽搐、昏迷等严重急危症状。

三、辅助检查

（一）实验室检查

为确认诊断和评价病情，实验室检查是必须的。许多检验可以采用，但何种方法最理想，仍存在较大争议。急诊时由于许多特异的内分泌检查无法立即得到结果，垂体功能减退可能无法快速证实。通过病史采集和临床检查获取初步诊断，可能是揭示病因、指导随后诊治的唯一手段。但是，此时尽早评估 TSH 和 ACTH 缺乏程度还是非常必要的，因为这两种疾病有可能威胁生命。

1. 下丘脑-垂体-肾上腺轴功能评估

ACTH 缺乏患者通常检测发现 24 h 尿游离皮质醇下降，同时血 ACTH 缺乏。

多次测定血皮质醇水平有一定的帮助作用。由垂体功能不足造成的继发性肾上腺功能不全患者表现为面色较苍白，对醛固酮反应正常，ACTH 水平低下。原发性肾上腺功能不全表现与之相反。该症中，由于 ACTH 产生过多，同时伴有和 ACTH 共享同一前体的黑色细胞刺激素产生过多，导致色素沉着过度。

用于评估下丘脑-垂体-肾上腺轴功能的 ACTH 兴奋试验可作为区分垂体功能减退和原发性肾上腺功能不全的良好手段。该动力试验需测定注射 ACTH 前后的血清皮质醇浓度。在肾上腺功能正常时，注射 ACTH 后 30～60 min，皮质醇水平应至少升高 2 倍。注射 ACTH 后，未能升高的低皮质醇水平提示对促肾上腺皮质激素反应异常低下，见于原发性肾上腺功能不全。然而，由于垂体功能减退患者的肾上腺发生萎缩，对 ACTH 反应常略微下降，即皮质醇水平可增加。

在评价 ACTH 缺乏程度时，对甲状腺功能的评估很重要。在甲状腺功能减退状态下，皮质醇清除率下降，导致血清皮质醇升高。如此时开始甲状腺素替代治疗，皮质醇水平急剧下降，会导致肾上腺皮质功能减退危象。

2. 下丘脑-垂体-甲状腺轴功能测定

应测定 TSH 和 FT_3、FT_4、T_3 和 T_4。正常 FT_4 水平可以排除甲状腺功能减退，相反则这些激素均处在低水平。可通过 TRH 兴奋试验明确病变在下丘脑还是垂体。

3. 下丘脑-垂体-性腺轴功能测定

LH、FSH、女性雌二醇、男性睾酮均处于低值，提示可能为继发性性腺功能减退。测定 LH、FSH 是可行的，但一日内其数值波动较大，故不可靠。确诊性腺激素缺乏前应测量多个标本并计算其均值。对于男性，测定血清睾酮水平是有帮助的。如垂体功能正常，睾酮减少应与 FSH、LH 水平升高相关。低下或正常的 FSH、LH 水平伴睾酮低下，提示垂体功能减退。精液分析也需进行。正常的精液可以排除原发性或继发性性腺功能减退。升高的 FSH、LH 水平可以区分原发性性腺功能减退和继发性性腺功能减退。

4. GH 轴功能测定

GH 缺乏可通过直接测定其血清浓度来确诊。考虑到 GH 的分泌呈脉冲样，单次测得的低 GH 水平必须再次重复以求确认。然而单次测得升高或正常的 GH 可排除 GH 缺乏。测定血清 IGF-1 水平也可反映机体 GH 分泌状态，其半衰期长，血清浓度稳定，可能较直接测定 GH 更加确切。

5.PRL 测定

PRL 缺乏也可以通过直接测定其血清水平来证实。相比其他大部分垂体激素，PRL 的分泌呈节段性，故为诊断必须多次采血以减小误差。

（二）影像学检查

腺垂体功能减退多由颅内占位性病变所致。因此，影像学检查在定位诊断中必不可少。尤其是病史和体格检查提示颅内损伤的患者，可进行头部检查（如 MRI、CT 扫描）。MRI 和 CT 都应该加做静脉增强对比以增加检查的敏感性。MRI 在定位和显示颅内损伤时占优，可作为首选的检查手段；而 CT 扫描更加快捷，用于不适合做 MRI 的患者。两者都可提供病灶定位、周围组织关系等信息，为治疗方案提供帮助。

四、诊断

腺垂体功能减退症的诊断应包括评价内分泌状态的功能诊断和病因诊断。重视病史的采集，可以获得关键线索：产后大出血、产后泌乳减少、产后闭经、阴毛和腋毛脱落，多提示希恩综合征；头部外伤史、颅内感染、手术等提示腺垂体组织可能遭到破坏。完整的体格检查也是必须的，应包括甲状腺触诊、生殖器视诊，在神经和眼的检查中尤其应关注视力、眼球运动及双颞侧偏盲等。

五、鉴别诊断

垂体功能减退必须与其他疾病区别，包括神经性厌食症、慢性肝病、肌强直性营养不良、自身免疫性多内分泌腺病等。

六、治疗

诊断明确后，针对腺垂体功能减退的原因，采取适当的治疗。垂体腺瘤导致的垂体功能减退可以通过肿瘤切除而完全逆转，或采取药物、放射治疗的方式缩小肿瘤。垂体手术的选择有赖于肿瘤的大小、邻近组织的破坏程度、神经外科医生的能力（确保切除肿瘤而不伤及正常垂体组织）。垂体放射治疗可作为肿瘤未完全切除的辅助治疗。若患者不适合手术，放射治疗可为初始选择。对于去除病因后内分泌仍然无法恢复正常的患者，以及下丘脑或垂体组织曾遭到放射线、手术（垂体全切）或出血而损伤，垂体功能几乎不可能恢复到基础水平的患者，激素替代治疗是缓解症状最简便的方法。在仔细地评估全部垂体激素后，有针对性地选择药物，避免使激素治疗复杂化。必须替代的激素包括糖皮质激素和甲状腺激素，从小剂量开始，逐步增加，直到合适地维持剂量。

甲状腺激素缺乏可通过每日服一次药轻松解决，但需要结合患者的年龄、伴发疾病、代谢水平等综合考量。通常可首次给予甲状腺素初始剂量 25 μg，之后按需要递增到维持剂量。加量宜缓慢，以每两周增加 25 μg 为宜。需要注意的是，甲状腺功能减退可掩盖肾上腺皮质功能减退。开始甲状腺激素替代后，患者的皮质醇水平急剧下降，导致肾上腺皮质危象。在甲状腺激素替代前，如果可能存在肾上腺功能减退，应该凭经验给予糖皮质激素预防。

肾上腺功能不全的维持治疗为每日 10～20 mg 氢化可的松。通常，每日清晨服 10 mg，傍晚服 5 mg。相近的治疗可采取泼尼松龙治疗，每日清晨给予 5 mg 泼尼松龙，傍晚给予 2.5 mg。为避免医源性皮质醇增多症，应给予患者最小有效剂量。当遇到疾病、手术或外伤等应激时，需要增加剂量。推荐增加至基础量的 2～3 倍，在应激消退后逐步减量。在抢救急性肾上腺功能不全时，首剂静脉给予 100～250 mg 氢化可的松，随后每 8 h 静脉输注 100 mg 氢化可的松，此治疗可维持患者度过感染、损伤等急性应激。该症与原发性肾上腺功能不全不同，往往不需要补充盐皮质激素。平时患者应随时佩戴标识病情的腕环，以保证能在紧急时刻得到及时救助。

绝经前妇女补充雌激素非常重要。恰当的雌激素替代可维持患者的第二性征，阻止骨质疏松，预防血管舒缩，明显改善患者感觉。多种雌激素制剂可供选择，但需配合孕激素周期性使用，以实现撤药出血，人工模拟月经周期，避免子宫内膜过度增生。也可采取含服雌激素、孕激素的口服避孕药。药片可模拟激素周期性释放，并刺激子宫内膜的正常生长和脱落。男性患者可每 2~3 周口服庚酸睾酮 200~300 mg，或每 3 周肌内注射己酸睾酮 300 mg，有益于维持性欲、肌肉力量等。值得注意的是，男性应用雄激素替代可能会诱发或加重前列腺癌。

重组人 GH 对儿童有重大意义。在成人中，重组人 GH 替代治疗的推荐初始剂量为 300 μg/d 或者更低，并根据 IGF-1 水平和对不良反应的耐受程度逐步增加剂量。但它不适宜于肿瘤患者。

PRL 缺乏很少表现出来，仅在产后哺乳妇女中明显。然而，当前没有对 PRL 缺乏有效的替代治疗。通常经过合理的激素替代后，患者预后良好。

对于垂体危象的处理：首先静脉注射 50%葡萄糖液 40~60 mL，继而补充 10%葡萄糖氯化钠液，每 500~1 000 mL 中加入氢化可的松 50~100 mg，以解除肾上腺功能减退危象。针对造成危象的诱因给予抗感染、抗休克治疗。体温过低者可给予小剂量甲状腺激素，并加强保温。有水中毒者需加强利尿，可给予泼尼松龙或氢化可的松。

第三节　糖尿病

一、概述

糖尿病（diabetes mellitus，DM）是一组由遗传和环境因素相互作用而引起的临床综合征。因胰岛素分泌绝对或相对不足以及靶组织细胞对胰岛素敏感性降低，引起糖、蛋白质、脂肪、水和电解质等一系列代谢紊乱。临床以高血糖为主要表现，多数情况下会同时合并脂代谢异常和高血压等，久病可引起多个系统损害。病情严重或应激时可发生急性代谢紊乱如酮症酸中毒等。

糖尿病患者的心血管疾病发病率是普通人群的 4 倍，超过 75% 的糖尿病患者最终死于心血管疾病。NCEP-ATP-Ⅲ认为，糖尿病是冠心病的等危症，有学者甚至认为糖尿病是"代谢性血管病"。

二、分类

（一）胰岛素依赖型糖尿病

该型多发生于青幼年。临床症状较明显，有发生酮症酸中毒的倾向，胰岛素分泌缺乏，需终身用胰岛素治疗。

（二）非胰岛素依赖型糖尿病

非胰岛素依赖型糖尿病多发生于 40 岁以后的中、老年人。临床症状较轻，无酮症酸中毒倾向，胰岛素水平可正常、轻度降低或高于正常，分泌高峰延迟。部分肥胖患者可出现高胰岛素血症，非肥胖者有的胰岛素分泌水平低，需用胰岛素治疗。

（三）其他特殊类型的糖尿病

其他特殊类型的糖尿病包括以下三种。

（1）B 细胞遗传性缺陷：①家族有三代或更多代的成员在 25 岁以前发病，呈常染色体显性遗传，临床症状较轻，无酮症酸中毒倾向，称青年人中的成年发病型糖尿病（简称 MODY）；②线粒体基因突变糖尿病。

（2）内分泌病。

（3）胰腺外分泌疾病等。

（四）妊娠期糖尿病（gestational diabetes mellitus, GDM）

GDM 指在妊娠期发生的糖尿病。

三、临床表现

（一）代谢紊乱综合征

多尿、多饮、多食、体重减轻（三多一少），部分患者外阴瘙痒、视物模糊。胰岛素依赖型 DM 起病急，病情较重，症状明显；非胰岛素依赖型 DM 起病缓慢，病情相对较轻或出现餐后反应性低血糖。反应性低血糖是由于糖尿病患者进食后胰岛素分泌高峰延迟，餐后 3～5 h 血浆胰岛素水平不适当地升高，其所引起的反应性低血糖可成为这些患者的首发表现。患者首先出现多尿，继而出现口渴、多饮，食欲亢进，但体重减轻，形成典型的"三多一少"表现。患者可有皮肤瘙痒，尤其外阴瘙痒。高血糖可使眼部房水、晶状体渗透压改变而引起屈光改变致视物模糊。患者可出现包括反应性低血糖在内的诸多并发症和伴发病。

（二）糖尿病自然病程

1.胰岛素依赖型糖尿病

胰岛素依赖型糖尿病多起病于 30 岁以前的青少年期，起病急，症状明显，有酮症酸中毒倾向，患者对胰岛素敏感。在患病初期经胰岛素治疗后，部分患者胰岛功能有不同程度的改善，胰岛素用量可减少甚至停用，称蜜月期。蜜月期一般不超过 1 年。10～15 年以上长期高血糖患者，可出现慢性并发症。强化治疗可减少或延缓并发症的发生。

2.非胰岛素依赖型糖尿病

多发生于 40 岁以上中、老年人，患者多肥胖，起病缓慢，病情轻，口服降糖药物有效，对胰岛素不敏感。但在长期的病程中，胰岛 β 细胞功能逐渐减退，以致需要胰岛素治疗。

（三）并发症

1.急性并发症

（1）糖尿病酮症酸中毒：糖尿病酮症酸中毒是糖尿病的急性并发症。多发生于胰岛素依赖型糖尿病患者，也可发生在非胰岛素依赖型糖尿病血糖长期控制不好的患者中。其病因有：感染，饮食不当，胰岛素治疗中断或不足，应激情况如创伤、手术、脑血管意外、麻醉、妊娠和分娩等。有时可无明显的诱因，多见于胰岛素的作用下降。患者表现为原有的糖尿病症状加重，尤其是口渴和多尿明显，胃肠道症状、乏力、头痛、萎靡、酸中毒的深大呼吸，严重脱水、血压下降、心率加快、嗜睡、昏迷。少数患者无既往糖尿病史，还有少数患者有剧烈腹痛、消化道出血等表现。

（2）高渗性非酮症糖尿病昏迷：高渗性非酮症糖尿病昏迷简称高渗性昏迷，高渗性昏迷是糖尿病急性代谢紊乱的表现之一，多发生在老年人中。可因各种原因导致大量失水，发生高渗状态，病情危重。患者易并发脑血管意外、心肌梗死、心律失常等并发症，病死率高达40%～70%。有些患者发病前无糖尿病史。常见的诱因有感染、急性胃肠炎、胰腺炎、血液或腹膜透析、不合理限制水分、脑血管意外，使用某些药物如糖皮质激素、利尿剂，输入大量葡萄糖液或饮用大量含糖饮料等。患者的早期表现为原有糖尿病症状逐渐加重，可有呕吐、腹泻、轻度腹痛、食欲缺乏、恶心、尿量减少、无尿、呼吸加速、表情迟钝、神志淡漠、不同程度的意识障碍；随后可出现嗜睡、木僵、幻觉、定向障碍、昏睡以至昏迷。患者体重明显下降，皮肤黏膜干燥，皮肤弹性差，眼压低、眼球软，血压正常或下降，脉搏细速，腱反射可减弱。并发脑卒中时，有不同程度的偏瘫、失语、眼球震颤、斜视、癫痫样发作，反射常消失，前庭功能障碍，有时有幻觉。

（3）感染：糖尿病患者常发生疖、痈等皮肤化脓性感染，可反复发生，有时可引起败血症或脓毒血症；尿路感染中以肾盂肾炎和膀胱炎最常见，尤其多见于女性患者，反复发作可转为慢性；皮肤真菌感染，如足癣也常见；真菌性阴道炎和巴氏腺炎是女性糖尿病患者常见并发症，多为白色念珠菌感染所致；糖尿病合并肺结核的发生率较高，易扩展弥散形成空洞，下叶病灶较多见。

2.慢性并发症

（1）大血管病变：大、中动脉粥样硬化主要侵犯主动脉、冠状动脉、大脑动脉、肾动脉和肢体外周动脉等，临床上引起冠心病、缺血性脑血管病或出血性脑血管病、高血压，肢体外周动脉粥样硬化常以下肢动脉病变为主，表现为下肢疼痛、感觉异常和间歇性跛行，严重者可导致肢体坏疽。

（2）糖尿病视网膜病变：糖尿病视网膜病变是常见的并发症，其发病率随年龄和糖尿病的病程增长而增加，病史超过 10 年者，半数以上有视网膜病变，是成年人失明的主要原因。此外，糖尿病还可引起白内障、屈光不正、虹膜睫状体炎。

（3）糖尿病肾病：又称肾小球硬化症，病史常达 10 年以上。胰岛素依赖型 DM 患者 30%～40%发生肾病，是主要死因。非胰岛素依赖型糖尿病患者约 20%发生肾病，在死因中列在心、脑血管病变之后。

（4）糖尿病神经病变：糖尿病神经病变常见于 40 岁以上血糖未能很好控制和病程较长的糖尿病患者。但有时糖尿病性神经病变也可以是糖尿病的首发症状，也可在糖尿病初期或经治疗后血糖控制比较满意的情况下发生。

（5）糖尿病足（肢端坏疽）：在血管病变、神经病变的基础上，肢端缺血，在外伤、感染后可发生肢端坏疽。糖尿病患者的截肢率是非糖尿病者的 25 倍。

四、诊断

（一）辅助检查

1.尿糖测定

尿糖阳性是诊断线索，肾糖阈升高时（并发肾小球硬化症）尿糖可阴性。肾糖阈降低时（妊娠），尿糖可阳性。尿糖定性检查和 24 h 尿糖定量可判断疗效，指导调整降糖药物。

2.血液葡萄糖（血糖）测定

常用葡萄糖氧化酶法测定。空腹静脉正常血糖 3.3～5.6 mmol/L（全血）或 3.9～6.4 mmol/L（血浆、血清）。血浆、血清血糖比全血血糖高 1.1 mmol/L。

3.葡萄糖耐量试验

有口服和静脉注射 2 种。当血糖高于正常值但未达到确诊糖尿病标准者，须进行口服葡萄糖耐量试验（OGTT）。成人口服葡萄糖 75 g，溶于 250～300

mL 水中，5 min 内饮完，2 h 后再测静脉血血糖含量。儿童按 1.75 g/kg 计算。

4. 糖化血红蛋白 A1（GHbA1）

其量与血糖浓度呈正相关，且为不可逆反应，正常人 GHbA1 在 3%～6%。病情控制不良的 DM 患者 GHbA1 较高。因红细胞在血液循环中的寿命约为 120 d，因此，GHbA1 测定反映取血前 8～12 周的血糖状况，是糖尿病患者病情监测的指标。

5. 血浆胰岛素和 C 肽测定

血浆胰岛素和 C 肽测定有助于了解胰岛 B 细胞功能和指导治疗。

（1）血浆胰岛素水平测定：正常人口服葡萄糖后，血浆胰岛素在 30～60 min 后达高峰，为基础值的 5～10 倍，3～4 h 后恢复基础水平。

（2）C 肽：正常人基础血浆 C 肽水平约为 0.4 nmol/L。C 肽水平在刺激后则升高 5～6 倍。

6. 尿酮体测定

新发病者检测出尿酮体阳性，则患胰岛素依赖型糖尿病的可能性大。

7. 其他

血脂、肾功能、电解质及渗透压、尿微量清蛋白测定等应列入常规检查。

（二）诊断要点

1. 糖尿病的诊断标准

首先确定是否患糖尿病，然后对被做出糖尿病诊断者在排除继发性等特殊性糖尿病后，做出胰岛素依赖型或非胰岛素依赖型的分型，并对有无合并症及伴发病做出判定。1999 年 10 月我国糖尿病学会采纳的诊断标准如下：①空腹血浆葡萄糖（FBG）：低于 6.0 mmol/L 为正常，FBG 不低于 6.1 mmol/L 且低于 7.0 mmol/L（126 mg/dL）为空腹葡萄糖异常（IFG），FBG 不低于 7.0 mmol/L 暂时诊断为糖尿病；②服糖后 2 h 血浆葡萄糖水平（P2hBG）：低于 7.8 mmol/L 为正常，P2hBG 不低于 7.8 mmol/L 且低于 11.1 mmol/L 为糖耐量减低（IGT），P2hBG 不低于 11.1 mmol/L 暂时诊断为糖尿病；③糖尿病的诊断，标准症状+随机血糖不低于 11.1 mmol/L，或 FPG 不低于 7.0 mmol/L，或 OGTT 中 P2hBG 不低于 11.1 mmol/L；症状不典型者，需另一天再次证实。

作为糖尿病和正常血糖之间的中间状态，糖尿病前期（中间高血糖）人群本身即是糖尿病的高危人群。及早发现和处置糖尿病和糖尿病前期高危人群的心血管危险因素，对预防糖尿病和心血管疾病具有双重价值。因此，OGTT 应是具有心血管危险因素和已患心血管病个体的必查项目，以便早期发现糖尿病前期和糖尿病，早期进行干预治疗，以减少心血管事件发生。

2.糖尿病酮症酸中毒的诊断条件

（1）尿糖、尿酮体强阳性。

（2）血糖明显升高，多数在 500 mg/dL（28.9 mmol/L）左右，有的高达 600～1 000 mg/（33.3～55.6 mmol/L）。

（3）血酮体升高，多大于 50 mg/dL（4.8 mmol/L），有时高达 300 mg/dL。

（4）CO_2结合力降低，pH 小于 7.35，碳酸氢盐降低，阴离子间隙增大，碱剩余负值增大。

（5）血钾正常或偏低，血钠、氯偏低，血尿素氮和肌酐常偏高。血浆渗透压正常或偏高。

（6）白细胞计数升高，如合并感染时则更高。

3.鉴别诊断

（1）其他原因所致的尿糖阳性：肾性糖尿由肾糖阈降低致尿糖阳性，血糖及 OGTT 正常。甲亢、胃空肠吻合术后，因碳水化合物在肠道吸收快，餐后 0.5～1 h 血糖过高，出现糖尿，但 FBG 和 P2hBG 正常；弥散性肝病，肝糖原合成、储存减少，进食后 0.5～1 h 血糖高出现糖尿，但 FBG 偏低，餐后 2～3 h 血糖正常或低于正常；急性应激状态时胰岛素对抗激素分泌增加，糖耐量降低，出现一过性血糖升高，尿糖阳性，应激过后可恢复正常；非葡萄糖的糖尿如果糖、乳糖、半乳糖可与班氏试剂中的硫酸铜呈阳性反应，但葡萄糖氧化酶试剂特异性较高，可加以区别；大量维生素 C、水杨酸盐、青霉素、丙磺舒也可引起尿糖假阳性反应。

（2）药物对糖耐量的影响：噻嗪类利尿药、呋塞米、糖皮质激素、口服避孕药、阿司匹林、吲哚美辛、三环类抗抑郁药等可抑制胰岛素释放或对抗胰岛素的作用，引起糖耐量降低，血糖升高，尿糖阳性。

（3）继发性糖尿病：肢端肥大症或巨人症、皮质醇增多症、嗜铬细胞瘤分别因生长激素、皮质醇、儿茶酚胺分泌过多，对抗胰岛素而引起继发性糖尿病。久用大量糖皮质激素可引起类固醇糖尿病。通过病史、体检、实验室检查，不难鉴别。

（4）排除其他原因所致的酸中毒或昏迷，才能诊断为糖尿病酮症酸中毒或高渗性非酮症糖尿病昏迷。

五、治疗

治疗原则为早期、长期、综合、个体化。基本措施为糖尿病教育，饮食治疗，体育锻炼，降糖药物治疗和病情监测。

（一）饮食治疗

饮食治疗是糖尿病治疗的基础疗法，也是糖尿病治疗成功与否的关键。目前主张平衡膳食，掌握好每天进食的总热量、食物成分、规律的餐次安排等，应严格控制和长期执行。饮食治疗的目标是维持标准体重，纠正已发生的代谢紊乱，减轻胰腺负担。

1.制订总热量

理想体重（kg）=身高（cm）－105。计算每日所需总热量（成年人），根据休息、轻度、中度、重度体力活动分别给予 104.6～125.52 kJ/kg，125.52～146.44 kJ/kg，146.44～167.36 kJ/kg，不低于 167.36 kJ/kg（40 kJ/kg）的热量。儿童、孕妇、乳母、营养不良和消瘦及伴消耗性疾病者应酌情增加，肥胖者酌减，使患者体重恢复至理想体重的±5%。

2.按食品成分转为食谱三餐分配

根据生活习惯、病情和药物治疗的需要安排。可按每日分配为 1/5、2/5、2/5 或 1/3、1/3、1/3；也可按 4 餐分为 1/7、2/7、2/7、2/7。在使用降糖药过程中，按血糖变化再作调整，但不能因降糖药物剂量过大，为防止发生低血糖而增加饮食的总热量。

3.注意事项

（1）糖尿病患者食物选择原则：少食甜食、油腻食品，多食含纤维多的蔬菜、粗粮，在血糖控制好的前提下可适当进食一些新鲜水果，以补充维生素，但应将热量计算在内。

（2）糖尿病与饮酒：非糖尿病患者长期饮酒易发生神经病变，糖尿病患者长期饮酒可加重神经病变，并可引起肝硬化、胰腺炎及多脏器损坏。对戒酒困难者在血糖控制好和无肝肾病变的前提下可少量饮酒，一般白酒低于100 g，啤酒低于 200 mL。

（二）体育锻炼

运动能促进血液循环，降低非胰岛素依赖型糖尿病患者的体重，提高胰岛素敏感性，改善胰岛素抵抗，改善糖代谢，降低血脂，减少血栓形成，改善心肺功能，促进全身代谢。运动形式有行走、慢跑、爬楼梯、游泳、骑自行车、跳舞、打太极拳等有氧运动，每周至少 3～5 次，每次 30 min 以上。胰岛素依赖型糖尿病患者接受胰岛素治疗时，常波动于相对胰岛素不足和胰岛素过多之间。在胰岛素相对不足时进行运动可使肝葡萄糖输出增多，血糖升高，游离脂肪酸（FFA）和酮体生成增加；在胰岛素相对过多时，运动使肌肉摄取和利用葡萄糖增加，肝葡萄糖生成降低，甚至诱发低血糖。因此，胰岛素依赖型糖尿病患者的运动宜在餐后进行，运动量不宜过大。总之，体育锻炼应个体化。

（三）药物治疗

目前临床应用的药物有 6 大类，即磺酰脲类（SU）、双胍类、α-葡萄糖苷酶抑制药、噻唑烷二酮类（TZD）、苯甲酸衍生物类、胰岛素。

1.治疗原则

胰岛素依赖型糖尿病一经诊断，则需用胰岛素治疗。非胰岛素依赖型糖尿病患者经饮食控制后如血糖仍高，则需用药物治疗。出现急性并发症者则需急症处理，出现慢性并发症者在控制血糖的情况下对症处理。

2.磺酰脲类

目前因第一代药物不良反应较大，低血糖发生率高，已较少使用，主要选用第二代药物。

（1）用药方法：一般先从小剂量开始，2.5～5mg/d，根据病情可逐渐增量，最大剂量为15～40mg/d。宜在餐前半小时服用。由于降糖作用较强，发生低血糖反应较重，老年人、肾功不全者慎用。格列齐特和格列吡嗪有增强血纤维蛋白溶解活性、降低血液黏稠度等作用，有利于延缓糖尿病血管并发症的发生。格列喹酮的代谢产物由胆汁排入肠道，很少经过肾排泄，适用于糖尿病肾病患者。格列美脲是新一代磺酰脲类药物，作用可持续1d，服用方便，1次/天，它不产生低血糖，对心血管系统的影响较小。格列吡嗪控释片（瑞易宁）1次/天，口服用药，该药可促进胰岛素按需分泌，提高外周组织对胰岛素的敏感性，显著抑制肝糖的生成，有效降低全天血糖，不增加低血糖的发生率，不增加体重，不干扰脂代谢，不影响脂肪分布，与二甲双胍合用疗效增强。

（2）药物剂量：格列本脲，每片2.5 mg，2.5～15 mg/d，分2～3次服；格列吡嗪，每片5 mg，5～30 mg/d，分2～3次服；格列吡嗪控释片（瑞易宁），每片5 mg，5～20 mg/d，1次/天；格列齐特，每片80 mg，80～240 mg/d，分2～3次服；格列喹酮，每片30 mg，30～180 mg/d，分2～3次服；格列美脲，每片1 mg，1～4 mg/d，1次/天。

3.双胍类

（1）常用的药物剂量：二甲双胍肠溶片，每片0.25 g，0.5～1.5 g/d，分2～3次口服；二甲双胍，每片0.5 g，0.85～2.55 g/d，分1～2次口服，剂量超过2.55 g/d时，最好随三餐分次口服。

（2）用药方法：二甲双胍开始时用小剂量，餐中服用，告知患者有可能出现消化道反应，经一段时间后有可能减轻、消失；按需逐渐调整剂量，以二甲双胍肠溶片不超过2 g/d或二甲双胍（格华止）2.55 g/d为度，老年人减量。

4.α-葡萄糖苷酶抑制药

常用药物如阿卡波糖（拜糖平），开始剂量50 mg，3次/天，75～300 mg/d；倍欣0.2 mg，3次/天，与餐同服。合用助消化药、制酸药、胆盐等可削弱效果。

5.胰岛素增敏（效）药

胰岛素增敏（效）药包括罗格列酮、吡格列酮等，属于噻唑烷二酮类口服降糖药。

（1）吡格列酮。①用药方法：口服 1 次/天，初始剂量为 15 mg，可根据病情加量直至 45 mg/d。肾功能不全者不必调整剂量；②本品不适于胰岛素依赖型糖尿病、糖尿病酮症酸中毒的患者，对本品过敏者禁用。活动性肝炎患者不应使用本品。水肿和心功能分级 NYHA Ⅲ～Ⅳ患者不宜使用本品。本品不宜用于儿童。用药过程中若 ALT 水平持续超过 3 倍正常上限或出现黄疸，应停药。联合使用其他降糖药有发生低血糖的危险；③常见不良反应有头痛、背痛、头晕、乏力、恶心、腹泻等，偶有增加体重和肌酸激酶升高的现象。

（2）罗格列酮。①用药方法：起始剂量为 4 mg/d，单次服用；经 12 周治疗后，如需要可加量至 8 mg/d，1 次/天或 2 次/天服用；②临床适应证及注意事项同吡格列酮，但本品的肝不良反应少。

6.胰岛素

（1）适应证：适应证包括以下 7 方面。①胰岛素依赖型糖尿病；②糖尿病酮症酸中毒、高渗性昏迷和乳酸性酸中毒伴高血糖；③合并重症感染、消耗性疾病、视网膜病变、肾病变、神经病变、急性心肌梗死、脑血管意外；④因伴发病需外科治疗的围术期；⑤妊娠和分娩期；⑥非胰岛素依赖型糖尿病患者经饮食及口服降糖药治疗未获得良好控制；⑦全胰腺切除引起的继发性糖尿病。

（2）临床常用胰岛素制剂：包括①超短效胰岛素、人胰岛素类似物，无免疫原性，低血糖发生率低；②短效胰岛素（R）；③中效胰岛素（中性鱼精蛋白锌胰岛素 NPH）；④预混胰岛素（30R、50R）；⑤长效胰岛素（鱼精蛋白锌胰岛素 PZI）。

7.非磺脲类促泌剂-格列奈类

格列奈类药物是一类非磺脲类胰岛素促泌剂，其作用靶点是胰岛 β 细胞膜上的三磷酸腺苷（ATP）敏感性 K^+ 通道。与磺脲类药物相比，这类药物具有起效更快、作用时间更短、控制餐后高血糖更好、低血糖风险更小等特点。随着相关临床研究和循证医学证据的不断积累，格列奈类药物在 T_2DM 患者血糖管理中的作用日益受到重视。

第四节　糖尿病酮症酸中毒

一、概述

糖尿病酮症酸中毒（diabetic ketoacidosi，DKA）为最常见的糖尿病急症。酮体包括β-羟丁酸、乙酰乙酸和丙酮。糖尿病加重时，胰岛素绝对缺乏，三大代谢紊乱，不但血糖明显升高，而且脂肪分解增加，脂肪酸在肝脏经β氧化产生大量乙酰辅酶 A，由于糖代谢紊乱，草酰乙酸不足，乙酰辅酶 A 不能进入三羧酸循环氧化供能而缩合成酮体；同时由于蛋白合成减少，分解增加，血液中生糖、生酮氨基酸均增加，使血糖、血酮进一步升高。DKA 分为 3 个阶段：①早期血酮升高称酮血症，尿酮排出增多称酮尿症，统称为酮症；②酮体中β-羟丁酸和乙酰乙酸为酸性代谢产物，消耗体内储备碱，初期血 pH 正常，属代偿性酮症酸中毒，晚期血 pH 下降，为失代偿性酮症酸中毒；③病情进一步发展，出现神志障碍，称糖尿病酮症酸中毒昏迷。目前本症延误诊断和缺乏合理治疗而造成死亡的情况仍较常见。

（一）诱因

T_1DM 患者有自发 DKA 倾向，T_1DM 患者在一定诱因作用下也可发生 DKA。常见诱因有感染、胰岛素治疗中断或不适当减量、饮食不当、各种应激如创伤、手术、妊娠和分娩等，有时无明显诱因。其中 20%～30% 的患者无糖尿病病史。

（二）病理生理

1.酸中毒

β-羟丁酸、乙酰乙酸以及蛋白质分解产生的有机酸增加，循环衰竭、肾脏排出酸性代谢产物减少导致酸中毒。酸中毒可使胰岛素敏感性降低，组织分解增加，K^+ 从细胞内逸出，抑制组织氧利用和能量代谢。严重酸中毒使微循环功能恶化，降低心肌收缩力，导致低体温和低血压。当血 pH 降至 7.2 以下时，会刺激呼吸中枢引起呼吸加深加快；低至 7.1～7.0 时，可抑制呼吸中枢和中枢神经功能、诱发心律失常。

2.严重失水

严重高血糖、高血酮和各种酸性代谢产物引起渗透压性利尿，大量酮体从肺排出又带走大量水分，食欲缺乏、恶心、呕吐使水分大量减少，从而引起细胞外失水；血浆渗透压增加，水从细胞内向细胞外转移引起细胞内失水。

3.电解质平衡紊乱

渗透性利尿同时使钠、钾、氯、磷酸根等大量丢失，食欲缺乏、恶心、呕吐使电解质摄入减少，引起电解质代谢紊乱。胰岛素作用不足，物质分解增加、合成减少，钾离子（K^+）从细胞内逸出导致细胞内失钾。由于血液浓缩、肾功能减退时 K^+ 滞留以及 K^+ 从细胞内转移到细胞外。因此，血钾浓度可正常甚或增高，掩盖体内严重缺钾。随着治疗过程中补充血容量（稀释作用），尿量增加、K^+ 排出增加，以及纠正酸中毒及应用胰岛素使 K^+ 转入细胞内，可发生严重低血钾，诱发心律失常，甚至心脏骤停。

4.携带氧系统失常

红细胞向组织供氧的能力与血红蛋白和氧的亲和力有关，可由血氧解离曲线来反映。DKA 时红细胞糖化血红蛋白（GHb）增加以及 2，3-二磷酸甘油酸（2，3-DPG）减少，使血红蛋白与氧亲和力增高，血氧解离曲线左移。酸中毒时，血氧解离曲线右移，释放氧增加（Bohr 效应），起代偿作用。若纠正酸中毒过快，失去这一代偿作用，而血 GHb 仍高，2，3-DPG 仍低，可使组织缺氧加重，引起脏器功能紊乱，会导致脑缺氧加重和脑水肿。

5.周围循环衰竭和肾功能障碍

严重失水，血容量减少和微循环障碍未能及时纠正，可导致低血容量性休克。肾灌注量减少引起少尿或无尿，严重者发生急性肾衰竭。

6.中枢神经功能障碍

严重酸中毒、失水、缺氧、体循环及微循环障碍可导致脑细胞失水或水肿、中枢神经功能障碍。此外，治疗不当如纠正酸中毒时给予碳酸氢钠不当，会导致反常性脑脊液酸中毒加重，血糖下降过快或输液过多过快、渗透压不平衡可引起继发性脑水肿并加重中枢神经功能障碍。

二、临床表现

早期"三多一少"症状加重。酸中毒失代偿后，病情迅速恶化，出现疲乏、食欲缺乏、恶心、呕吐，多尿、口干、头痛、嗜睡，呼吸深快，呼气中有烂苹果味（丙酮）；后期严重失水，尿量减少、眼眶下陷、皮肤黏膜干燥、血压下降、心率加快、四肢厥冷；晚期不同程度意识障碍，反射迟钝、消失、昏迷。感染等诱因引起的临床表现可被 DKA 的表现所掩盖。少数患者表现为腹痛，酷似急腹症。

三、诊断

（一）辅助检查

1.尿

尿糖强阳性、尿酮阳性，当肾功能严重损害而肾阈增高时尿糖和尿酮可减少或消失。可有蛋白尿和管型尿。

2.血

血糖增高，一般为 16.7～33.3 mmol/L（300～600 mg/dL），有时可达 55.5 mmol/L（1 000 mg/dL）以上。血酮体升高，正常低于 0.6 mmol/L，高于 1.0 mmol/L 为高血酮，高于 3.0 mmol/L 提示酸中毒。血 β-羟丁酸升高。血实际 HCO_3^- 和标准 HCO_3^- 降低，CO_2 结合力降低，酸中毒失代偿后血 pH 下降；剩余碱负值增大，阴离子间隙增大，与 HCO_3^- 降低大致相等。血钾初期正常或偏低，尿量减少后可偏高，治疗后若补钾不足可严重降低。血钠、血氯降低，血尿素氮和肌酐常偏高。血浆渗透压轻度上升。部分患者即使无胰腺炎存在，也可出现血清淀粉酶和脂肪酶升高，治疗后数天内降至正常。即使无合并感染，也可出现白细胞数及中性粒细胞比例升高。

（二）诊断要点

早期诊断是决定治疗成败的关键，临床上对于原因不明的恶心、呕吐、酸中毒、失水、休克、昏迷的患者，尤其是呼吸有酮味（烂苹果味）、血压低而尿量多者，不论有无糖尿病病史，均应想到本病的可能性。立即查末梢血糖、血酮、尿糖、尿酮，同时抽血查血糖、血酮、β-羟丁酸、尿素氮、肌酐、电解质、血气分析等以确诊或排除本病。

（三）鉴别诊断

1.其他类型糖尿病昏迷

低血糖昏迷、高血糖高渗状态、乳酸性酸中毒。

2.其他疾病所致昏迷

脑膜炎、尿毒症、脑血管意外等。部分患者以DKA作为糖尿病的首发表现，某些病例因其他疾病或诱发因素为主，有些患者DKA与尿毒症或脑卒中共存等使病情更为复杂，应注意辨别。

四、防治

治疗糖尿病，使病情得到良好控制，及时防治感染等并发症和其他诱因，是主要的预防措施。

对早期酮症患者，仅需给予足量短效胰岛素及口服补充液体，严密观察病情，定期查血糖、血酮，调整胰岛素剂量；对酮症酸中毒甚至昏迷患者应立即抢救，根据临床情况和末梢血糖、血酮、尿糖、尿酮测定做出初步诊断后即开始治疗，治疗前必须同时抽血进行生化检验。

治疗原则是尽快补液以恢复血容量、纠正失水状态，降低血糖，纠正电解质及酸碱平衡失调，同时积极寻找和消除诱因，防治并发症，降低病死率。

（一）补液

补液是治疗的关键环节。只有在有效组织灌注改善、恢复后，胰岛素的生物效应才能充分发挥。通常使用生理盐水补液，输液量和速度的掌握非常重要，DKA失水量可达体重10%以上，一般根据患者体重和失水程度估计已失水量，开始时输液速度较快，在1~2 h内输入0.9%氯化钠1 000~2 000 mL，前4 h输入所计算失水量1/3的液体，以便尽快补充血容量，改善周围循环和肾功能。如治疗前已有低血压或休克状况，快速输液不能有效升高血压，应输入胶体溶液并采用其他抗休克措施。以后根据血压、心率、每小时尿量、末梢循环情况及有无发热、吐泻等决定输液量和速度，老年患者及有心肾疾病患者必要时监测中心静脉压，一般每4～6 h输液1 000 mL。24 h输液量应包括已失水量和部分继续失水量，一般为4 000～6 000 mL，严重失水者可达6 000～8 000 mL。开始治疗时不能给予葡萄糖液，当血糖下降至13.9 mmol/L（250 mg/dL）时改用5%葡萄糖液，并按每2～4 g葡萄糖加入1 U短效胰岛素。建议配合使用胃管灌注温0.9%氯化钠溶液或温开水，但不宜用于有呕吐、胃肠胀气或上消化道出血症状的患者。

（二）胰岛素治疗

目前均采用小剂量（短效）胰岛素治疗方案，即每小时给予0.1 U/kg的胰岛素，使血清胰岛素浓度恒定达到100～200 U/mL，这可产生抑制脂肪分解和酮体生成的最大效应以及相当强的降低血糖效应，而促进钾离子运转的作用较弱。通常将短效胰岛素加入生理盐水中持续静脉滴注（应另建输液途径），也可间歇静脉注射，剂量均为每小时0.1 U/kg。重症患者［指有休克和（或）严重酸中毒和（或）昏迷者］应酌情静脉注射首次负荷剂量10～20 U胰岛素。血糖下降速度一般以每小时降低3.9～6.1 mmol/L（70～110 mg/dL）为宜，每1～2 h复查血糖，若在补足液量的情况下2 h后血糖下降不理想或反而升高，提示患者对胰岛素敏感性较低，胰岛素剂量应加倍。当血糖降至13.9 mmol/L时开始输入5%葡萄糖溶液，并按比例加入胰岛素，此时仍需每4～6 h复查血糖，调节输液中胰岛素的比例及每4～6 h皮下注射一次4～6 U胰岛素，使血糖水平稳定在较安全的范围内。病情稳定后过渡到胰岛素常规皮下注射治疗。

（三）纠正电解质及酸碱平衡失调

本症酸中毒主要由酮体中酸性代谢产物引起，经输液和胰岛素治疗后，酮体水平下降，酸中毒可自行纠正，一般不必补碱。严重酸中毒影响心血管、呼吸和神经系统功能，应给予相应治疗，但补碱不宜过多、过快，补碱指征为血 pH 小于 7.1，HCO_3^- 小于 5 mmol/L。应采用等渗碳酸氢钠（1.25%～1.4%）溶液。给予碳酸氢钠 50 mmol/L，即将 5%碳酸氢钠 84 mL 加注射用水至 300 mL 配成 1.4%等渗溶液，一般仅给 1～2 次。若不能通过输液和应用胰岛素纠正酸中毒，而补碱过多过快，可产生不利影响，包括脑脊液反常性酸中毒加重、组织缺氧加重、血钾下降和反跳性碱中毒等。

DKA 患者有不同程度失钾，失钾总量达 300～1 000 mmol。如上所述，治疗前的血钾水平不能真实反映体内缺钾程度，补钾应根据血钾和尿量：治疗前血钾低于正常，立即开始补钾，前 2～4 h 通过静脉输液每小时补钾 13～20 mmol/L（相当于氯化钾 1.0～1.5 g）；血钾正常、尿量大于 40 mL/h，也立即开始补钾；血钾正常、尿量低于 30 mL/h，暂缓补钾，待尿量增加后再开始补钾；血钾高于正常，暂缓补钾。前 24 h 内可补氯化钾达 6～8 g 或以上，部分稀释后静脉输入、部分口服。治疗过程中定时监测血钾浓度和尿量，调整补钾量和速度。病情恢复后仍应继续口服钾盐数天。

（四）处理诱发病和防治并发症

在抢救过程中要注意治疗措施之间的协调及从一开始就重视防治重要并发症，特别是脑水肿和肾衰竭，维持重要脏器功能。

1.休克

若休克严重且经快速输液后仍不能纠正，应详细检查并分析原因，如确定有无合并感染或急性心肌梗死，并给予相应措施。

2.严重感染

严重感染是本症常见诱因，也可继发于本症之后。因 DKA 可引起低体温和血白细胞数升高，故不能以有无发热或血常规改变来判断，应积极处理。

3.心力衰竭、心律失常

老年或合并冠状动脉病变（尤其是急性心肌梗死），补液过多可导致心力衰竭和肺水肿，应注意预防。可根据血压、心率、中心静脉压、尿量等调整输液量和速度，酌情应用利尿药和正性肌力药。血钾过低、过高均可引起严重心律失常，宜用心电图监护，及时治疗。

4. 肾衰竭

肾衰竭是本症主要死亡原因之一，与原来有无肾病、失水和休克程度、有无延误治疗等密切相关。强调注意预防，治疗过程中密切观察尿量变化，及时处理。

5. 脑水肿

脑水肿的病死率甚高，应着重预防、早期发现和治疗。脑水肿常与脑缺氧、补碱不当、血糖下降过快等有关。如经治疗后，血糖有所下降，酸中毒改善，但昏迷反而加重，或虽然一度清醒，但烦躁、心率快、血压偏高、肌张力增高，应警惕脑水肿的可能。可给予地塞米松（同时观察血糖，必要时加大胰岛素剂量）、呋塞米治疗。在血浆渗透压下降过程中出现脑水肿时可给予清蛋白。慎用甘露醇。

6. 胃肠道表现

因酸中毒引起呕吐或伴有急性胃扩张者，可用 1.25%碳酸氢钠溶液洗胃，清除残留食物，预防吸入性肺炎。

第五章 胃病急症

第一节 上消化道出血

上消化道出血，是指 Treitz 韧带以上的消化道包括食管、胃、十二指肠的病变，或其邻近脏器病变累及上消化道所致的出血，胃空肠吻合术后的空肠上段出血也属这一范畴。临床以呕血和（或）黑粪为其特点，临床根据失血量与速度将消化道出血分为慢性隐性出血、慢性显性出血和急性出血。急性大量出血多伴有血容量减少引起的急性周围循环衰竭，病死率约占 10%，是临床常见急症。

一、病因

上消化道疾病及全身性疾病均可引起上消化道出血。临床上常见的病因是消化性溃疡、食管-胃底静脉曲张破裂、急性糜烂出血性胃炎和胃癌。食管贲门撕裂综合征也不少见。

（一）食管疾病

食管炎（反流性食管炎、食管憩室）、食管癌、食管溃疡、Mallory-Weiss 综合征、异物损伤、放射性食管炎、强酸及强碱引起的化学性损伤。

（二）胃十二指肠疾病

消化性溃疡（含残胃溃疡、吻合口溃疡）、急性糜烂性胃炎（胃炎、残胃炎、十二指肠炎、十二指肠憩室）、肿瘤（胃癌、残胃癌、间质瘤、淋巴瘤、壶腹周围癌等）、胃血管异常（心血管异常、动静脉畸形、胃黏膜下恒径动脉破裂，又称 Dieulafoy 病变等）、胃黏膜脱垂、急性胃扩张、胃扭转、膈裂孔疝、胃蛋白酶瘤、其他病变（如重度钩虫病、胃血吸虫病、胃或十二指肠克罗恩病等）。

（三）上消化道邻近器官或组织的病变

（1）胆道出血：胆管或胆囊结石，胆道蛔虫病，胆囊癌或胆管癌。术后胆总管引流管引起的胆道受压坏死，胆道炎症，肝癌、肝脓肿或肝血管瘤破入胆道，肝外伤等。

（2）胰腺疾病累及十二指肠：胰腺癌、急性胰腺炎及胰腺假性囊肿溃破。

（3）动脉瘤破入食管、胃或十二指肠。

（4）纵隔肿瘤或脓肿压迫食管。

（四）全身性疾病

（1）血管性疾病：过敏性紫癜、遗传性出血性毛细血管扩张、动脉粥样硬化等。

（2）血液病：血友病、血小板减少性紫癜、白血病、弥散性血管内凝血等。

（3）尿毒症。

（4）结缔组织病：系统性红斑狼疮、结节性多动脉炎等。

（5）急性感染：流行性出血热、钩端螺旋体病等。

（6）应激性胃黏膜损伤：应激状态下产生的急性糜烂出血性胃炎乃至溃疡形成，可发生出血。

二、临床表现

上消化道出血的临床表现主要取决于出血量及出血速度。

（一）呕血与黑粪

呕血与黑粪是上消化道出血的特征性表现。呕血必有黑粪，黑粪未必有呕血。出血部位在幽门以上者常伴有呕血，若出血量少、速度慢也可无呕血。出血部位在幽门以下者可只表现为黑粪，但若出血量大、速度快，可反流入胃腔引起恶心、呕血。呕血多呈咖啡渣样，如出血量大，未经胃酸充分混合即取出，则为鲜红色血或有血块。黑粪呈柏油样，黏稠而发亮，如出血量大、速度快，往往排出紫红色粪便。出血后若无呕血，血液排至肠道而有便意，于排便或排便后起立时晕倒，有时是上消化道出血的首发症状。

（二）失血性周围循环衰竭

消化道出血若失血量过大，速度过快，出血不止可致急性周围循环衰竭。一般表现为头晕、心悸、乏力、口渴、肢体冷感、心率加快、血压偏低等。严重者呈休克状态，表现为烦躁不安、神志不清、面色苍白、四肢渐冷、口唇发绀、呼吸急促等。休克未改善时尿量减少。

（三）贫血和血常规变化

较严重的消化道出血可出现贫血相关临床表现，如疲乏困倦，软弱无力，活动后气促、心悸、头昏眼花，皮肤、黏膜及甲床苍白等，急性大量出血后早期因周围血管收缩与红细胞重新分布等生理调节，血红蛋白浓度、红细胞和血细胞比容可无明显变化。此后，大量组织液渗入血管内以补充失去的血浆容量，使血液稀释，3～4h 后才出现贫血。

急性出血患者为正细胞正色素性贫血，慢性出血呈小细胞低色素性贫血。出血 24h 内网织红细胞即见升高，至出血后 4～7d 可高达 5%～15%，以后逐渐降至正常。如出血未止，网织红细胞可持续升高。

（四）氮质血症

上消化道出血后，由于大量血液蛋白质的消化产物在肠道被吸收，以致血中氮质升高，称为肠源性氮质血症。多于出血后数小时开始升高，24～48h

可达高峰，大多不超过 14.3mmol/L，3～4d 后降至正常。另外，还会出现肾性氮质血症及肾前性氮质血症。肾前性氮质血症是由于失血性周围循环衰竭致肾血流量暂时性减少，肾小球滤过率和肾排泄功能降低，以致氮质潴留。纠正低血压、休克后，血中尿素氮可迅速降至正常。严重而持久的休克可造成肾小管坏死（急性肾衰竭），或失血加重了原有肾病的肾脏损害，临床上可出现尿少或无尿，致肾性氮质血症。

（五）发热

大量出血后，多数患者在 24h 内出现低热，持续数日至 1 周，原因可能为血容量减少、贫血、周围循环衰竭。血分解蛋白的吸收等因素导致体温调节中枢的功能障碍。但应注意排除其他因素，如并发肺炎等。

三、辅助检查

（一）急诊胃镜检查

胃镜检查是目前诊断上消化道出血病因的首选检查方法，诊断正确率为 80%～94%。出血后 24～48h 内做胃镜检查，称急诊胃镜检查，胃黏膜柱状上皮每 1～3d 更新 1 次，延迟检查时间将降低胃黏膜浅小病变的诊断阳性率。紧急胃镜检查不但可以了解出血的部位和病因，还可了解出血的形式（喷血、渗血或溢血），出血是否停止，预测再出血的危险性（溃疡底部有小动脉突出者再出血率达 56%～100%）和进行内镜下止血治疗。紧急胃镜检查的适应证与禁忌证同普通胃镜检查，食管静脉曲张并非检查禁忌。

（二）选择性动脉造影

选择性血管造影对急性、慢性或复发性消化道出血的诊断及治疗具有重要作用。根据脏器的不同可选择腹腔动脉、肠系膜动脉和门静脉造影。可显示出血量＞0.5mL/min 的活动性出血。对胃镜检查未能确诊的活动性出血，阳性率为 75%～90%，尤其对动脉血管破裂出血者有独特的诊断价值。动脉造影除有诊断价值外，还可通过造影管进行灌注药物或栓塞物止血。

（三）X 线钡餐造影

X 线钡餐造影对急性消化道出血病因诊断的阳性率不高，仅适用于出血已停止和病情稳定的患者，尤其适用于患者有胃镜检查禁忌证或不愿进行胃镜检查者，对经胃镜检查原因不明，怀疑病变在十二指肠降段以下小肠段者有特殊诊断价值。

四、急诊处理

（一）一般急救措施

患者应卧床休息，严密监测生命体征，如神志、血压、脉搏、年龄等。定期复查血红蛋白浓度、红细胞计数、血细胞比容与血尿素氮。观察呕血量和黑粪量。保持呼吸道通畅，避免呕血时引起窒息。最好能建立一条深静脉通路，以便能进行补液及中心静脉压监测。非食管胃底静脉曲张破裂出血者可进流质饮食，食管胃底静脉曲张破裂出血者应暂禁食，慎用镇静药。

（二）补充血容量

对大量出血者及时补充和维持血容量，改善周围循环，防止因循环障碍引起脏器功能障碍。输液开始宜快，可用生理盐水、林格液、右旋糖酐或其他血浆代用品，必要时可输入同型全血或给予成分输血。下列情况为紧急输血指征：①改变体位出现昏厥，血压下降和心率加快；②失血性休克；③血红蛋白低于 70g/L 或血细胞比容低于 25%。但应注意避免输血、输液量过多而引起急性肺水肿。

（三）止血措施

1.非食管静脉曲张破裂出血

（1）胃内降温：通过胃管以 6～8℃生理盐水灌胃，每次 500mL，并反复4～6 次，可使血管收缩，不但有止血作用，且利于紧急胃镜检查。

（2）抑制胃酸分泌药：血小板聚集及血浆凝血功能所诱导的止血作用需在 pH＞6.0 时才能有效发挥，新形成的凝血块在 pH＜5.0 的胃液中会迅速被消化。抑制胃酸分泌，提高胃内 pH 理论上能有止血效果，但实际临床效果至今尚无明确定论。抑制胃酸分泌的药物包括 H_2 受体拮抗药和质子泵抑制药。常用 H_2 受体拮抗药有西咪替丁 200～400 mg，每 6 小时 1 次静脉滴注；雷尼替丁 150 mg，每天 2 次静脉滴注，或 50 mg，每 6 小时静脉滴注 1 次。质子泵抑制药有奥美拉唑（洛赛克），一般用量为 40～80 mg，每天 1 次，静脉注射，必要时可用更大剂量，该药抑制胃酸分泌的作用明显优于 H_2 受体拮抗药，其作用时间长短与剂量大小有关。

（3）口服止血药：去甲肾上腺素 8 mg 加入生理盐水或冷开水 100 mL 内缓慢口服或经胃管注入，每 2～4 小时 1 次，可使局部血管收缩而止血。凝血酶能使纤维蛋白原转变为纤维蛋白，从而促进血液凝固。用凝血酶 1 万～2 万 U（溶于 50 mL 磷酸缓冲液或牛奶中），每 4～8 小时 1 次。

（4）生长抑素和奥曲肽：适用于各种病因（含门静脉高压导致食管胃底静脉曲张破裂出血）的上消化道出血。14 肽天然生长抑素和 8 肽生长抑素同类物奥曲肽用法及剂量与食管胃底静脉曲张出血相同。

（5）内镜下止血：①局部喷洒去甲肾上腺素、凝血酶、5%～10%孟氏液、中药等。适用于渗血，如出血性胃炎、门静脉高压性胃病、溃疡或肿瘤渗血等，方法简便，无损伤之虑，有效率达 80%以上；②内镜下局部注射高渗盐水肾上腺素混合液；③激光止血，文献报道止血成功率 80%～99%；④高频电凝止血，为最常用的止血方法，各种内镜下可见的出血均可使用，如息肉电凝、电切，内镜下肿瘤切除，内镜下乳头括约肌切开术中发生出血，可及时采用电凝止血。不适用于胃癌及广泛的糜烂渗血；⑤微波止血，医学领域用的微波频率为（2450±50）MHz。微波产生的电场变化使水分子急速旋转，产生热能，热能使组织凝固而达到止血效果。止血总有效率 90%以上，活动性动脉出血止血率 100%，止血后再出血发生率 21%；⑥金属钛夹：适用于 Mallory-Weiss 出血、Dieulafoy 病、溃疡边缘出血和溃疡基底裸露的血管出血、息肉电凝电切后基底部出血、内镜下乳头括约肌切开术切缘出血。溃疡基底及肿瘤出血的止血效果差，主要由于组织脆弱而难以钳夹；⑦热凝探头；⑧氩气。氩气在高频高压电流作用下，被电离后所形成的氩气离子有极好的导电性，能够将电能均匀地导到出血创面，而起止血效应。主要用于表面的渗血，如较局限的出血性胃炎和门静脉高压性胃病，动-静脉畸形出血等。

2.食管静脉曲张破裂出血

（1）药物止血：①血管升压素，为常用药物，作用机制是通过对内脏血管的收缩作用，减少门静脉血流量，降低门静脉及其侧支循环的压力，从而控制食管、胃底静脉曲张出血。以垂体后叶素应用最为普遍，剂量为0.2～0.4U/min，止血后每12小时减0.1U/min。可降低门静脉压力8.5%，止血成功率为50%～70%，但出血复发率高。常见不良反应有腹痛、血压升高、心律失常、心绞痛，严重者可发生心肌梗死。可与硝酸甘油联合使用，以减少血管升压素引起的不良反应。同时，硝酸甘油还有协同降低门静脉压力的作用。有冠状动脉粥样硬化性心脏病者禁忌使用血管升压素。②生长抑素及其衍生物，作用机制尚未完全阐明，研究证明可明显减少内脏血流量，并见奇静脉（食管静脉血流量标志）血流量明显减少。该类药物止血效果较好，因不伴全身血流动力学改变，短期使用几乎无不良反应。14肽天然生长抑素半衰期较短，仅数分钟。用法是先静脉推注250μg，以后以250μg/h连续静脉滴注维持。人工合成的奥曲肽是8肽生长抑素，半衰期1.5～2h，能减少门静脉主干血流量25%～35%，降低门静脉压力12.5%～16.7%，又可同时使内脏血管收缩，抑制胃蛋白酶和胃酸的分泌，其止血成功率为70%～87%。用法是先静脉缓慢推注100μg，继而以25μg/h静脉滴注维持。

（2）气囊压迫止血：现仍采用三腔二囊管，经患者鼻或口插入60cm后抽出胃内积血，然后给胃囊注气200～250mL后将导管向外牵拉压迫胃底，并将导管连接在滑车牵引架上，给予500g左右的负荷。如果胃囊压迫后仍有呕血，则再一次充气食管囊，量约100mL。压迫止血后每隔12～24小时放出气囊内气体减压，以免压迫过久引起黏膜糜烂。压迫止血24h后放出气囊内气体观察24h，如无再出血，即可拔管。近年来药物治疗和内镜治疗不断进步，气囊压迫止血已不再作为首选止血措施。这一方式适宜用于药物不能控制出血时作为暂时止血用，以赢得时间去准备其他更有效的治疗措施。其并发症有呼吸道阻塞和窒息，食管壁缺血、坏死、破裂，吸入性肺炎等。

（3）内镜下食管曲张静脉套扎术：内镜下用橡皮圈做食管曲张静脉结扎，每次1～6处，每7～14天重复1次，此法与硬化剂疗法相比，其优点为不影响食管肌层，不会引起食管狭窄。多次内镜下食管静脉结扎术与硬化剂治疗联合应用可使食管处于无静脉曲张状态，能有效预防再出血。

（4）内镜下硬化剂注射术：常用的硬化剂有1%～5%的乙氧硬化醇、鱼肝油酸钠、油酸氨基乙醇及无水乙醇等。注射部位有曲张静脉内、静脉旁或两者兼用，活动性出血多用血管内注射或两者并用，预防性治疗多用血管旁注射。并发症主要有局部溃疡、出血、穿孔、瘢痕狭窄等。

（5）介入治疗：①经颈内静脉肝内门体分流术。此法可降低门静脉和曲张静脉压力，可较长时间控制出血，并为择期行联合断流术作准备，尤适应于准备做肝移植的患者。②经皮经肝食管胃底曲张静脉栓塞术。既往以无水乙醇、吸收性明胶海绵、高渗糖或螺旋钢圈为主要栓塞材料，曲张静脉的血供只是暂时阻断，虽然急症止血效果确切，但术后复发出血率高，预防出血效果不佳。③经皮经肝TH胶定位栓塞。这是一种治疗食管胃底静脉曲张出血的有效止血方法，TH胶为含显影剂的α-氰基丙烯酸正辛酯，遇血液快速凝固，而后与组织快速镶嵌在一起，达到永久栓塞管腔的目的，因曲张静脉来源血管的全程及其胃底和贲门的交通支被彻底、永久性灌注栓塞，从而达到最大限度地预防血管再通和交通支的再形成，疗效确切，开辟了治疗食管胃底静脉曲张出血的新途径。

第二节 急性胃炎

急性胃炎（acute gastritis）是指各种外在和内在因素引起的急性、广泛性且局限性的胃黏膜急性炎症，若合并肠道炎症则称急性胃肠炎。急性胃炎的临床表现因病因不同而不尽相同，其病因多样，包括急性应激、药物、缺血、胆汁反流和感染等。目前临床上将急性胃炎分为急性单纯性胃炎、急性糜烂性胃炎、急性化脓性胃炎、急性腐蚀性胃炎四大类，前两种较为常见。急性单纯性胃炎是临床常见多发病，一般短期可以治愈，少数会留有后遗症。

一、病因病理

由化学、物理（机械的和温度的因素）、微生物感染或细菌毒素等引起，以后者较为多见。在进食被微生物和细菌毒素污染的食物引起的急性单纯性胃炎中，微生物包括沙门菌属、嗜盐杆菌、幽门螺杆菌、轮状病毒及诺沃克病毒等，细菌毒素中金黄色葡萄球菌毒素较为多见。

二、诊断

根据病史和症状、体征一般可做出诊断。但若伴有上消化道出血，尤其有酗酒或服水杨酸盐制剂等诱因者，应考虑急性糜烂性胃炎的可能。以上腹痛为主要症状者应与急性胰腺炎、胆囊炎、胆石症等疾病相鉴别。

（一）急性胆囊炎

本病的特点是右上腹持续性剧痛或绞痛，阵发性加重，可放射到右肩部，墨菲（Murphy）征阳性。腹部 B 超、CT 或 MRI 等影像学检查可确立诊断。

（二）急性胰腺炎

常有暴饮暴食史或胆道结石病史，突发性上腹部疼痛，重者呈刀割样疼痛，伴持续性腹胀和恶心、呕吐；血尿淀粉酶在早期升高，重症患者腹腔积液中淀粉酶含量明显增高。B 超、CT 等辅助检查可发现胰腺呈弥散性或局限性肿大，有利于诊断。

（三）空腔脏器穿孔

患者多起病急骤，表现为全腹剧烈疼痛，体检有压痛与反跳痛、腹肌紧张呈板状，叩诊可出现肝浊音界缩小或消失。X 线透视或 X 线检查可见膈下游离气体。

（四）肠梗阻

肠梗阻呈持续性腹痛，阵发性加剧，伴剧烈呕吐，肛门停止排便排气。

早期腹部听诊可闻及高亢的肠鸣音或气过水声，晚期肠鸣音减弱或消失。腹部 X 线检查可见充气肠袢及多个液平。

三、治疗

（一）一般治疗

应去除病因，卧床休息，停止一切对胃有刺激的食物或药物，给予清淡饮食，必要时禁食，多饮水，腹泻较重时可饮糖盐水。

（二）对症治疗

针对不同的症状进行治疗。

（1）腹痛者可进行局部热敷，疼痛剧烈者给予解痉止痛药，如阿托品、复方颠茄片、山莨菪碱等。

（2）剧烈呕吐时可注射甲氧氯普胺（胃复安），每次 10mg，2～3 次/d；针刺足三里、内关等穴位。

（3）必要时给予口服 H_2 受体拮抗药，如西咪替丁 1.2g/d、雷尼替丁 300mg/d，减少胃酸分泌，以减轻黏膜炎症；也可应用铝碳酸镁（6～8 片/d）或硫糖铝（0.75g/次，3 次/d）等抗酸药或黏膜保护药。

（三）抗感染治疗

一般不需要抗感染治疗，但由细菌引起尤其伴腹泻者，可选用小檗碱（黄连素）、呋喃唑酮（痢特灵）、磺胺类制剂、诺氟沙星（氟哌酸）等喹诺酮制剂、庆大霉素等抗菌药物，但需注意药物的不良反应。

（四）维持水、电解质及酸碱平衡

因呕吐、腹泻导致水、电解质紊乱时，轻者可给予口服补液，重者应予静脉补液，可选用平衡盐液或 5%葡萄糖盐水，并注意补钾；对于有酸中毒者可用 5%碳酸氢钠注射液予以纠正。

参考文献

[1]陈晓庆.临床内科诊治技术[M].长春：吉林科学技术出版社，2019.

[2]范鹏涛.临床内科疾病诊断[M].长春：吉林科学技术出版社，2019.

[3]谭斌.临床内科诊疗[M].北京：科学技术文献出版社，2019.

[4]许金芳.临床内科诊疗研究[M].长春：吉林科学技术出版社，2019.

[5]刘琼.临床内科与心血管疾病[M].北京：科学技术文献出版社，2018.

[6]刘玉庆.临床内科与心血管疾病诊疗[M].北京：科学技术文献出版社，2017.

[7]郭礼.最新临床内科诊疗精要[M].西安：西安交通大学出版社，2018.

[8]王鹏.实用临床内科诊疗实践[M].北京：科学技术文献出版社，2019.

[9]解春丽.实用临床内科疾病诊治精要[M].青岛：中国海洋大学出版社，2019.

[10]林三仁.消化内科[M].北京：中国医药科技出版社，2016.

[11]熊艳.消化内科临床与进展[M].长春：吉林科学技术出版社，2019.

[12]魏守超.实用临床内分泌研究[M].长春：吉林科学技术出版社，2019.

[13]薛君.实用内分泌疾病诊治学[M].开封：河南大学出版社，2019.

[14]尚凤娟.内分泌疾病的诊断与治疗[M].南昌：江西科学技术出版社，2018.

[15]冯玉卿.小儿疾病临床诊疗[M].长春：吉林科学技术出版社，2018.

[16]李广明.内科疾病综合治疗学[M].长春：吉林科学技术出版社，2017.

[17]王季政.呼吸内科临床诊疗[M].天津：天津科学技术出版社，2018.